Dr. Wolfgang Issel

Mentale Energie

Wie der bewusste Umgang mit mentaler Energie das Leben erleichtert

© 2025 Dr. Wolfgang Issel
Umschlag & Satz: Erik Kinting – www.buchlektorat.net

Softcover	978-3-384-38816-2
Hardcover	978-3-384-38817-9
E-Book	978-3-384-38818-6

Druck und Distribution im Auftrag des Autors:
tredition GmbH, Heinz-Beusen-Stieg 5, 22926 Ahrensburg, Germany

Inhalt

1.   Das Gedankenmodell „mentale Energie"

Die Reise in den Stressmodus

Jonas saß vor seinem Bildschirm, während die Uhr unerbittlich tickte. Nur noch ein Tag bis zur Abgabe seines Berichts, und sein Herz pochte bereits schneller als gewöhnlich. Seine Gedanken überschlugen sich: Was, wenn ich es nicht rechtzeitig schaffe? Plötzlich fühlte er, dass etwas mit seinem Körper vor sich ging. Sein Puls stieg, seine Atmung wurde flacher, und ein unangenehmer Druck machte sich in seiner Brust breit. Die Welt um ihn herum schien enger zu werden. Sein Körper schaltete auf Alarm – in den sogenannten „Stressmodus".

Was Jonas nicht wusste: Sein Gehirn hatte die Situation der Überforderung als Bedrohung wahrgenommen. Zwar bestand keine unmittelbare Gefahr für Leib und Leben, aber für seinen Organismus machte das wenig Unterschied. Um Energie für die Lösung dieser Krisensituation bereitzustellen, wurden andere Systeme heruntergefahren – seine Verdauung verlangsamte sich, seine Muskulatur spannte sich an, und sein Immunsystem trat in den Hintergrund.

Doch dann erinnerte er sich an etwas, das er kürzlich gelesen hatte – ein neues Gedankenmodell, das erklärte, dass mentale Energie begrenzt ist und gezielt genutzt werden muss. Anstatt sich von der Panik überwältigen zu lassen, atmete er tief durch, lehnte sich zurück, schloss für einen Moment die Augen und achtete bewusst auf seinen Atem. Er erkannte, dass er in den Stressmodus geraten war – und dass er selbst die Möglichkeit hatte, da wieder herauszukommen.

Mit einem klareren Kopf begann er, seine Aufgabe in kleinere Schritte zu unterteilen. Plötzlich wirkte alles machbarer. Die Anspannung ließ nach, sein Geist wurde wieder fokussierter. Jonas hatte nicht nur seinen Stress unter Kontrolle gebracht – er hatte seine mentale Energie bewusst gesteuert.

Was ist Stress?

Stress gilt zunehmend als eine der Hauptursachen für verminderte Leistungsfähigkeit, Verstimmungen und sogar ernsthafte körperliche wie psychische Erkrankungen.

Doch was genau ist mit „Stress" gemeint? Nicht die alltäglichen Belastungen, die der Organismus noch problemlos bewältigen kann, und auch nicht die moderate Herausforderung, die über das Gewohnte hinausgeht, uns eher anspornt und wachsen lässt.

Nein, in diesem Zusammenhang verstehen wir unter Stress eine Überlastungsreaktion des Organismus – eine gefühlte oder tatsächliche Bedrohung, die dazu führt, dass die körpereigenen Regelsysteme aus dem Gleichgewicht geraten.

Der Körper schaltet in den „Stressmodus": Puls und Blutdruck steigen, die Blutgefäße verengen sich, die Darmaktivität wird heruntergefahren, und selbst das überlebenswichtige Immunsystem muss Energie abgeben. Im Alarmzustand bleibt kaum ein System ohne Einbußen.

Um das Wesen von Stress und seine Auswirkungen besser zu verstehen – und wirksame Strategien zur Stressbewältigung zu entwickeln – wird hier ein neues Gedankenmodell vorgestellt. Es bietet eine eigenständige Perspektive auf die Dynamik mentaler Energie und eröffnet neue Denkansätze.

Eine neue Sichtweise

Während die klassische Psychologie menschliches Verhalten hauptsächlich durch empirische Beobachtungen beschreibt, verfolgt dieses Modell einen logisch nachvollziehbaren Ansatz:

Das Gehirn braucht zu seiner Funktion nicht nur chemische, sondern auch „mentale Energie".

Ohne diese kann es nicht arbeiten. Was nützt noch so viel Körperkraft, wenn man komplett „down" und ohne Antrieb ist? Die Steuerung mangels mentaler Energie versagt?

Dieses Modell eröffnet tiefere und oft unkonventionelle Einblicke in das menschliche Empfinden, das Verhalten, die individuelle Leistungsfähigkeit und das allgemeine Lebensgefühl. Ziel des Buches ist, dass es im täglichen Leben leichtfällt, sich parallel zu seinem Tun selbst zu betrachten und sich nicht nur „aus dem Bauch heraus", sondern ein kleines bisschen bewusster durch den Tag zu steuern.

Der menschliche Körper als Energieproduzent

In diesem Modell wird der menschliche Körper zunächst einmal als Produzent chemischer Energie betrachtet. Das Gehirn fungiert dabei als eine Art biologischer Computer: Es verarbeitet Sinnesreize – visuelle Eindrücke, Geräusche, Gerüche, Geschmack und Berührungen – und interpretiert die jeweilige Situation abhängig vom verfügbaren Niveau mentaler Energie. Auf dieser Basis berechnet es die bestmögliche Reaktion zur Sicherung des Überlebens und setzt diese um.

2.   Konzept der „mentalen Energie"

Der unsichtbare Treibstoff

Es war zum Verzweifeln! Marc fühlte sich ohne Energie. Die Deadline für seinen Vortrag rückte unaufhaltsam näher, doch sein Kopf fühlte sich leer an. Keine kreative Idee, kein klarer Gedanke – als wäre sein Gehirn auf Sparflamme. Er lehnte sich zurück und massierte seine Schläfen. Warum kann ich mich heute nicht konzentrieren?

Er erinnerte sich an ein Gespräch mit einer Freundin, die sich mit Psychologie beschäftigte. Sie hatte ihm von einem Konzept erzählt: mentale Energie – der Treibstoff des Geistes. Ohne diese, so erklärte sie, würden nicht nur Denkprozesse heruntergebremst, sondern auch Emotionen verflachen und selbst der Körper sich träge anfühlen.

Marc dachte an den Morgen zurück. Kein Erfolgserlebnis, kein motivierender Start – stattdessen ein verschütteter Kaffee und eine nervige E-Mail vom Chef. Seine mentale Energie war im Keller. Er erinnerte sich an ihre Worte: "Positive Erlebnisse füllen dein mentales Konto auf – ein geschafftes Ziel, ein gutes Gespräch oder sogar ein Lächeln."

Er beschloss, es zu testen. Er nahm sein Handy, rief einen Freund an und tauschte ein paar aufmunternde Worte aus. Dann schnappte er sich ein Notizbuch und schrieb auf, was er bereits erledigt hatte. Kleine Siege, aber sie fühlten sich an wie eine mentale Aufladung.

Langsam kam seine Konzentration zurück. Die Worte flossen, der Bericht nahm Gestalt an. Vielleicht ist mentale Energie wirklich eine Art Währung für sein mentales Konto, dachte er. Eine, die er selbst steuern konnte – wenn er nur darauf achtete, wie er sie einsetzte und woher er sie bekam.

Mentale Energie

Eine zentrale Annahme dieses Modells ist also, dass das Gehirn nicht nur chemische, sondern auch mentale Energie benötigt, um effektiv arbeiten zu können.

Bereits Sigmund Freud und C. G. Jung verwendeten den Begriff der „psychischen Energie", um seelische Prozesse zu erklären. Während dieser Ausdruck heute vor allem in religiösen und esoterischen Kontexten genutzt wird, setzt sich das neue Gedankenmodell bewusst von den unscharfen Konzepten „Seele" und „Psyche" ab. Stattdessen rückt es die „mentale Energie" in den Mittelpunkt der menschlichen Existenz. Diese Energie beeinflusst nicht nur Wahrnehmung und kognitive Prozesse, sondern moduliert auch Emotionen, Empathie und körperliche Funktionen.

Erfolgsgefühle

Nach diesem Modell ist mentale Energie eng mit der Erfahrung von Erfolg und Misserfolg verknüpft. Positive Erlebnisse – wie ein abgeschlossenes Projekt oder ein erzieltes Tor – können den Körper regelrecht „aufleben" lassen. Dieses Erfolgsgefühl wird im Gehirn durch die Ausschüttung von Belohnungssubstanzen wie Dopamin bewirkt, was zu euphorischen und mental aufbauenden Empfindungen führt.

Serotonin, ein weiterer wichtiger Neurotransmitter, wirkt längerfristig stabilisierend und spielt eine entscheidende Rolle bei der Behandlung und Prävention von Depressionen.

Oxytocin, das sogenannte „Kuschelhormon", fördert soziale Bindungen und kann die Wahrnehmung durch eine Art „rosarote Brille" verändern.

Mentale Energie als universelle Währung

Aus dieser Sicht übernimmt „mentale Energie" die Funktion einer universellen Währung im Organismus. Sie ermöglicht es, den Zu- und Abfluss von mentaler Energie durch Empfindungen und Aktivitäten in verschiedenen Lebensbereichen miteinander zu verknüpfen und zu „verrechnen". Ob es um den Kauf eines Produkts oder das Pflücken eines Apfels geht – stets werden der erwartete Nutzen, der erforderliche Aufwand und mögliche moralische Argumente gegeneinander abgewogen.

Fazit: „Mentale Energie" fungiert in diesem Modell als universelle Währung, die es ermöglicht, mentale Zu- und Abflüsse sowie Erfolge und Misserfolge in verschiedenen Lebensbereichen miteinander zu verrechnen. Dieses Konzept eröffnet eine neue, eher betriebswirtschaftlich orientierte Perspektive darauf, wie wir Entscheidungen treffen und unsere mentale wie körperliche Energie gezielt einsetzen.

3.   Der Pegel an „mentaler Energie"

Das Konzept eines „Energiekontos" lässt sich mit einer Unternehmensbilanz vergleichen: Einzahlungen durch Erfolge, während Misserfolge, Kosten und Investitionen zu Abflüssen führen. Dieser Vergleich mag an kapitalistische Prinzipien erinnern, beschreibt jedoch treffend die Dynamik der „mentalen Energie" im menschlichen Organismus.

Pia füllt ihr mentales Energiekonto

Pia saß an ihrem Schreibtisch und betrachtete die lange To-Do-Liste, die sie für diese Woche erstellt hatte. Ihr Job in einer Werbeagentur war fordernd, aber sie liebte es, kreative Konzepte zu entwickeln. Heute hatte sie endlich die Präsentation vor einem wichtigen Kunden gehalten – und es war ein voller Erfolg! Ihr Chef hatte sie gelobt, das Team applaudiert, und der Kunde war begeistert. Ein warmes Gefühl durchströmte sie. Satte Einzahlungen auf mein mentales Energiekonto, dachte sie schmunzelnd.

Nach der Arbeit traf sie sich mit ihrer besten Freundin Lena in ihrem Lieblingscafé. Sie lachten, erzählten sich Geschichten aus dem Alltag und planten ein gemeinsames Wochenende am See. Diese Momente der Verbundenheit gaben ihr Halt und ließen sie den Stress des Tages vergessen. Soziale Energie – ein wichtiger Baustein meines Wohlbefindens.

Später, zu Hause, nahm sie sich eine Stunde für ihr neuestes Hobby: Aquarellmalerei. Sie hatte erst vor ein paar Monaten damit angefangen und staunte selbst, wie viel sie schon gelernt hatte. Die Farben auf dem Papier zu mischen, die Pinselstriche zu setzen – es ließ sie den Alltag vergessen. Als sie das fertige Bild betrachtete, spürte sie Stolz und Freude. Wieder ein kleiner Erfolg, eine weitere Einzahlung auf mein Konto.

Mit einem zufriedenen Lächeln legte sie sich ins Bett. Heute war ein guter Tag gewesen – voller positiver Erlebnisse, die ihr mentale Energie gebracht hatten. Sie wusste, dass nicht jeder Tag so sein würde, aber solange sie auf ihr Energiekonto achtete, würde sie Herausforderungen mit mehr Leichtigkeit begegnen können.

Fazit: Das mentale Energiekonto wird durch positive Erlebnisse und Erfolge in verschiedenen Lebensbereichen aufgefüllt. Das können sein:

Berufliche Erfolge: Anerkennung und Lob für geleistete Arbeit, das Erreichen von Zielen oder Karriereschritten steigern den Energiepegel. Solche Erlebnisse stärken das Selbstwertgefühl und die Motivation.

Soziale Erfolge: Positive Kontakte und Interaktionen, wertschätzende Beziehungen und Unterstützung durch Freunde und Familie sind essenzielle Energiequellen. Sie fördern das Zugehörigkeitsgefühl und die emotionale Stabilität.

Persönliche Erfolge: Selbst gesetzte Ziele erreichen, neue Fähigkeiten erlernen oder inspirierenden Hobbys nachgehen – all das trägt zur mentalen Energie bei. Solche Erfolge stärken das Selbstvertrauen und die innere Zufriedenheit.

Dirk und sein defizitäres mentales Energiekonto

Dirk ließ sich erschöpft auf das Sofa fallen. Sein Kopf brummte, sein Körper fühlte sich schwer an – als hätte ihm der Tag die letzte Kraft geraubt. Wieder ein Tag mit einem Minus auf meinem Energiekonto, dachte er seufzend.

Seit Wochen arbeitete er an einem wichtigen Projekt in seiner Firma. Er hatte sich voll hineingekniet, Überstunden gemacht und sogar das Wochenende geopfert, um die Präsentation perfekt vorzubereiten. Doch heute war das Meeting ganz anders verlaufen als erhofft. Der Kunde hatte abgelehnt, sein Chef war enttäuscht gewesen, und die ganze Mühe schien umsonst. Dirk spürte den Stich der Frustration. *Ein dicker Abfluss auf meinem Konto – beruflicher Misserfolg kostet einfach mehr, als man denkt.*

Als wäre das nicht genug, hatte er sich am Abend mit seinem besten Freund Tom gestritten. Es ging um eine Kleinigkeit, doch die angespannte Stimmung ließ den Streit eskalieren. Jetzt herrschte Funkstille zwischen ihnen. Dirk fühlte sich leer. *Soziale Belastungen – genau das, was er heute nicht gebrauchen kann.*

Sein Blick fiel auf das Laufband in der Ecke des Zimmers. Vor ein paar Monaten hatte er sich vorgenommen, regelmäßig zu trainieren. Bewegung sollte ihm helfen, mental stabil zu bleiben. Doch in letzter Zeit hatte er es immer wieder verschoben. *Ich habe mir selbst nicht mal die Zeit genommen, Energie aufzuladen – kein Wunder, dass ich mich so ausgebrannt fühle.*

Dirk fuhr sich durch die Haare und atmete tief durch. Er wusste, dass nicht jeder Tag ein Erfolg sein konnte. *Aber wenn ich nur Abflüsse auf meinem Konto habe und keine Einzahlungen mache, wird das irgendwann brenzlig.* Vielleicht war es Zeit, morgen wieder kleine Erfolge zu sammeln – ein gutes Gespräch, ein Spaziergang, ein Moment für sich selbst.

Langsam stand er auf. Heute war verloren, aber morgen bot sich eine neue Chance, sein Energiekonto wieder ins Plus zu bringen.

Abflüsse vom Energiekonto

Verschiedene Faktoren belasten das mentale Konto und führen zu Abflüssen:

Investitionen in Erfolg: Um einen Gewinn zu erzielen, muss zunächst mentale Energie in ein erfolgversprechendes „Projekt" investiert werden. Diese Investition kann das Energiekonto vorübergehend belasten.

Berufliche Misserfolge: Fehler, Kritik, unerreichte Ziele oder Arbeitsplatzunsicherheit zehren am mentalen Konto und können Frustration sowie Selbstzweifel hervorrufen.

Soziale Belastungen: Streitigkeiten, ungelöste Konflikte, Isolation oder mangelnde Unterstützung entziehen dem Energiekonto wertvolle Ressourcen und beeinträchtigen das Wohlbefinden.

Persönliche Rückschläge: Gescheiterte Vorhaben, gesundheitliche Probleme oder fehlende Erholungsphasen führen zu einem nachhaltigen Rückgang des mentalen Energiekontos.

Theo und der schleichende Energieverlust

Theo saß an seinem Schreibtisch und starrte auf den Bildschirm. Die Zahlen verschwammen vor seinen Augen. Seit Wochen war er in einem endlosen Strudel aus Terminen, Deadlines und Erwartungen gefangen. Egal, wie viel er arbeitete – es reichte nie. Der Druck nagte an ihm. Überlastung und Stress – mein Energiekonto ist ein Fass ohne Boden.

Früher hatte er Herausforderungen mit Motivation und Ehrgeiz angepackt. Jetzt war da nur noch eine dumpfe Erschöpfung. In seinem Kopf hörte er eine quälende Stimme: Du bist nicht gut genug. Andere schaffen das doch auch. Vielleicht hast du einfach nicht das Zeug dazu. Er wusste, dass diese Gedanken nicht halfen, aber sie waren da – Tag für Tag. Diese negative Einstellung – auch eine Art von schleichendem Energieverlust.

Nach Feierabend fiel Theo oft nur noch auf die Couch. Sport? Keine Kraft. Freunde treffen? Zu anstrengend. Stattdessen scrollte er ziellos durch soziale Medien oder ließ sich von irgendeiner Serie berieseln. Doch wirklich erholen konnte er sich nicht.

Sein Schlaf war unruhig, sein Körper fühlte sich müde an. Fehlende Erholung – ein Teufelskreis, aus dem ich nicht mehr herauskomme.

Dazu kam dieses eine Problem, das er seit Monaten vor sich herschob: die angespannte Situation mit seinem Kollegen Jonas. Ständige Missverständnisse, unterschwellige Konflikte – und anstatt es anzusprechen, verdrängte Theo es. Aber es ließ ihn nicht los.

Es war, als würde es im Hintergrund immer weiter mentale Energie abziehen. Ungelöste Probleme sind wie ein Leck im Tank – man merkt es erst, wenn der Wagen stehen bleibt.

Theo wusste, dass es so nicht weitergehen konnte. Er konnte nicht nur arbeiten, grübeln und Probleme verdrängen. Etwas musste sich ändern. Vielleicht war es an der Zeit, wieder bewusst Energiequellen zu finden – und ein paar dieser offenen Baustellen endlich anzugehen.

Er schloss die Augen und atmete tief durch. Morgen fange ich an.

Die „Kosten" dauerhafter Belastungen

- *Überlastung und Stress*: Dauerhafter Druck im Beruf oder Privatleben kann das mentale Konto kontinuierlich schrumpfen lassen.
- *Negative Einstellung*: Selbstzweifel, mangelndes Selbstvertrauen und gestörte Selbstwahrnehmung wirken sich langfristig negativ auf den Energiehaushalt aus.
- *Fehlende Erholung*: Unzureichende Regeneration und anhaltende gesundheitliche Belastungen führen zu einem dauerhaften Energieabfluss.
- *Ungelöste Probleme*: Offene Konflikte oder Herausforderungen binden mentale Ressourcen und belasten das Energiekonto kontinuierlich.

Das Energiekonto als „Gewinn-und-Verlustrechnung"

Das mentale Energiekonto funktioniert ähnlich wie eine betriebswirtschaftliche „Gewinn-und-Verlustrechnung": Übersteigen die Einzahlungen die Abflüsse, steigt der Energiepegel. Überwiegen hingegen die Verluste, sinkt der Kontostand – mit der Folge eines reduzierten mentalen Energielevels.

Anpassung und Maximierung der mentalen Energie

Da sich der Mensch in ständiger Konkurrenz mit Seinesgleichen und anderen Lebewesen befindet, muss er sich kontinuierlich an sein Umfeld anpassen. Dieser Prozess kann als Optimierung der Energiebilanz verstanden werden:

- *Maximieren der Einzahlungen*: Durch die gezielte Entwicklung und Nutzung eigener Fähigkeiten und Ressourcen können Erfolge und damit Energiegewinne erzielt werden.
- *Minimieren der Abflüsse*: Hohe fachliche und soziale Kompetenz, effiziente Strategien zur Stressbewältigung, intelligente Konfliktlösungen und wirksame Selbstfürsorge helfen, Fehlinvestitionen zu vermeiden und unnötige Energieverluste zu reduzieren.

Fazit: Das Modell des Energiekontos veranschaulicht, dass ein erfülltes und erfolgreiches Leben ein ausgewogenes Verhältnis zwischen positiven und negativen Einflüssen erfordert. Wie in einem Unternehmen ist bewusstes Management nötig, um sicherzustellen, dass die „Einnahmen" die „Ausgaben" übersteigen. Letztlich strebt der Mensch danach, seine Ressourcen optimal zu nutzen, um in seiner Umwelt erfolgreich zu sein und eine langfristig positive Energiebilanz aufrechtzuerhalten.

4. Mittlerer Energiepegel: Ausgeglichenheit

Das Gleichgewicht zwischen Ruhe und Bewegung

In ihrem bequemen Liegestuhl auf einer weiten, grünen Wiese lag Lena ganz entspannt. Die Sonne wärmte sie, ein leichter Wind strich ihr durchs Haar. Sie hörte das Summen der Bienen und das Zwitschern der Vögel – sonst nichts. Kein Druck, keine Eile, keine Sorgen. Einfach nur sein.

Mit jedem Atemzug spürte sie, wie ihr Körper zur Ruhe kam. Ihre Muskeln entspannten sich, ihr Geist wurde klarer. In diesem Moment der Stille konnte sie neue Energie schöpfen. Gedanken kamen und gingen – mal spielerisch, mal visionär. Vielleicht ein neues Projekt? Ein Wunsch, den sie lange aufgeschoben hatte? Sie ließ ihre Fantasie schweifen und baute Luftschlösser.

Doch während sie dort lag, wurde ihr auch etwas bewusst: Diese vollkommene Ruhe war wertvoll, aber sie war nicht für immer gedacht. Sie erinnerte sich an Zeiten, in denen sie voller Tatendrang war, Herausforderungen annahm und daran wuchs. Jetzt sammelte sie Kraft – bald würde sie sie brauchen…

Denn Leben bedeutete Bewegung, und Bewegung erforderte Energie. Doch um nachhaltig zu wachsen, brauchte es auch diese Momente der völligen Entspannung. Lächelnd schloss Lena die Augen und genoss den Moment – wissend, dass sie bald wieder voller Kraft aufstehen würde.

Entspannung und Regeneration

Der Organismus ist ohne Anspannung und nutzt die Gunst der Stunde, sich regenerieren zu können. Alle Organe und „Steuerungssysteme" arbeiten im Normalbetrieb, auch das Immunsystem nutzt diese Phase, um sich gut aufzustellen und potenzielle Gefahren abzuwehren.

Der Zustand der Ausgeglichenheit: Resilienz

Eine hohe Resilienz als mentale Widerstandskraft bedeutet, dass das mentale Energiekonto so gut gefüllt ist, dass genügend „mentales Kapital" zur Verfügung steht. Dadurch lassen sich unerwartete Abflüsse puffern, anspruchsvolle Projekte in Angriff nehmen und sogar kalkulierte Risiken eingehen, ohne das innere Gleichgewicht zu gefährden.

Fazit: Der mentale Zustand der Ausgeglichenheit wird als wünschenswerte Referenz erlebt – eine Phase ohne Spannung, Stress, innere Konflikte oder Hemmungen. In diesem Gleichgewicht lebt der Mensch in Harmonie mit sich selbst und seinem Umfeld.
Allerdings fehlt in diesem Zustand jeglicher innere oder äußere Anreiz zum Handeln. Weder dringende Bedürfnisse noch äußere Anforderungen erzeugen eine Motivation zur Aktivität. Doch genau dieser Zustand der Sammlung und Regeneration ist wichtig für ein gesundes und erfülltes Leben. Ihn regelmäßig zu erreichen und zu pflegen, trägt maßgeblich zu langfristigem Wohlbefinden und mentaler Stabilität bei.

5. Moderat gesunkener Energiepegel: Eustress

Von der Ruhe zur Tat

Lena lag noch immer auf der grünen Wiese, die Sonne auf der Haut, den Kopf frei von Sorgen. Doch irgendwann spürte sie es – ein leichtes Ziehen im Magen: Hunger. Und dann kamen die Gedanken: die bevorstehende Präsentation, das Projekt, das sie abschließen wollte.

Sie setzte sich auf und atmete tief durch. Genug entspannt. Zeit, loszulegen. Sie wusste, dass der richtige Moment gekommen war – der Übergang von Entspannung zu Aktivität.

Als sie an ihrem Schreibtisch saß, fühlte sie eine angenehme Anspannung. Keine Panik, kein Druck – nur der klare Fokus auf ihre Aufgabe. Sie strukturierte ihre Gedanken, plante die nächsten Schritte und begann zu arbeiten. Ihre Ideen flossen, die Worte fanden ihren Platz, und mit jedem Fortschritt wuchs ihre Motivation weiter.

Nach ein paar Stunden lehnte sie sich zurück. Die Präsentation stand, ihr Projekt war auf einem guten Weg. Und was fühlte sie? Zufriedenheit. Ein voller Energie-Boost.

Lena hatte das Spiel verstanden: Es war nicht die permanente Entspannung, die sie erfüllte – sondern das Wechselspiel aus Ruhe und produktiver Anspannung. So wie in einem Computerspiel hatte sie „Punkte" gesammelt – durch kluge Entscheidungen, gezielten Einsatz ihrer Fähigkeiten und den Mut, Herausforderungen anzugehen.

Mit einem Lächeln klappte sie den Laptop zu. Heute würde sie sich eine kleine Belohnung gönnen – ein gutes Essen, ein Treffen mit Freunden. Ihr mentales Konto war gefüllt. Und morgen? Neue Herausforderungen, neue Chancen.

Leichter Rückgang des Kontos: Eustress

Das Chillen hat irgendwann ein Ende, denn früher oder später melden sich Bedürfnisse wie Hunger – oder äußere Anforderungen treten auf, sei es durch Arbeit oder andere Verpflichtungen, die als zu lösende Aufgaben das mentale Konto in Anspruch nehmen.

Doch wie erfüllend und belebend kann es sein, sich im **Eustress**, einer positiven Anspannung, zu befinden: über alle Fähigkeiten zu verfügen, sein Verhalten souverän zu steuern und sich den Herausforderungen des Tages gewachsen zu fühlen. Die Wahrscheinlichkeit ist hoch, dass sich nach einer gut geplanten und durchgeführten Aktion Erfolge einstellen – und das mentale Energiekonto sich über das Maß hinaus füllt.

Produktivität im Eustress

Warum sollte gerade ein – wenn auch kleines – Defizit auf dem Konto die Lebensgeister so stark wecken? Es ist die Aussicht auf Erfolg, die so viel Motivation erzeugt, dass das Konto überfließt und der Mensch wirklich sein gesamtes Potenzial abrufen kann.

Ein leichtes Defizit an mentaler Energie ist daher der produktivste mentale Zustand mit einer besonders effizienten Selbststeuerung. Es geht nicht nur darum, gestellte Aufgaben hochwertig abzuarbeiten, sondern auch die eigenen Bedürfnisse bewusst zu erkennen und zu erfüllen – sei es eine Reise, das Treffen mit Freunden, ein besonderes Erlebnis oder eine kleine Belohnung für sich selbst.

Souveränes Handeln im Alltag

Wer über ausreichend mentale Energie verfügt, kann am Arbeitsplatz fachlich souverän und sozial kompetent agieren. Herausforderungen werden realistisch eingeschätzt, Entscheidungen überlegt getroffen. Verstand und Vernunft sind voll präsent: Nichts wird aufgeschoben, sondern aktiv angepackt, während der Blick strategisch weit in die Zukunft gerichtet bleibt.

Mut und Resilienz

Ein gut gefülltes mentales Energiekonto ermöglicht es, mit frischen Gedanken und Ideen mutig ins kalkulierte Risiko zu gehen – und mit hoher Resilienz auch mal einen Fehlschlag wegzustecken. Aus diesen Erfolgen speist sich ein stabiles Selbstwertgefühl.

Der Prozess gleicht einem Computerspiel: Durch geschicktes Handeln lassen sich Punkte sammeln, sodass sich der eigene mentale „Score" stetig erhöht.

Fazit: Ein Energiekontostand knapp unterhalb der Ausgeglichenheit – der Eustress – bietet optimale Voraussetzungen zur Erzeugung und Gewinnung mentaler Energie. Eine gewisse Anspannung gepaart mit einer herausfordernden Aufgabe bringt den Menschen auf Höchstleistung.

Wer sich in diesem Zustand befindet, fühlt sich dem Geschehen gewachsen, setzt gezielt seine fachlichen und sozialen Kompetenzen ein und hat beste Chancen, sein mentales Konto weiter aufzuladen. Hoher Score – hohe Leistung – gutes Lebensgefühl.

6.   Sinkender Pegel

Die Auswirkungen von Energieverlust

Nicht alles kann gelingen – Misserfolge gehören zum Leben. Sie führen jedoch dazu, dass der Pegel mentaler Energie sinkt und das Stressniveau im Organismus ansteigt. Wie stark dieser Anstieg ausfällt, variiert individuell: Während manche Menschen gelassen bleiben, wenn ihr mentales Energiekonto einen bestimmten Verlust verzeichnet, geraten andere bei einem vergleichbaren Rückgang sofort in erheblichen Stress.

Ein sinkendes mentales Energiekonto signalisiert dem inneren Algorithmus, die Verluste durch Erfolge möglichst schnell wieder auszugleichen. Der erhöhte Stresspegel mobilisiert die dafür notwendigen Ressourcen. Gleichzeitig zwingt ein sich leerendes Konto den Algorithmus, mentale Energie einzusparen.

Unbewusste Reduktion der Denkqualität

Oft bleibt unbemerkt, wie stark das Einsparen mentaler Energie die Denkqualität beeinflusst: Das Denken vereinfacht sich, und die Qualität von Entscheidungen und Verhaltensweisen nimmt ab. Unter Stress neigen wir dazu, vorschnelle und weniger durchdachte Entschlüsse zu fassen.

Fehlentscheidungen unter Stress

- Ein gestresster Kommissar legt sich voreilig auf *einen* Täter fest.
- In der Politik führen stundenlange Verhandlungen bis spät in die Nacht – begünstigt durch Müdigkeit und mentale Erschöpfung – zu Schwarz-Weiß-Denken, bei dem wichtige Zwischentöne verloren gehen.

- Mehrheitsentscheidungen basieren oft auf Vereinfachungen und lassen komplexe Zusammenhänge unberücksichtigt.

Als das Schubladendenken das Überleben sicherte

Die Sonne stand tief am Horizont, als Rano durch das hohe Gras schlich. Seinen Speer fest in der Hand, seine Sinne scharf. Er war auf der Jagd, doch nicht allein – etwas bewegte sich am Rand seines Sichtfelds.

Ein Mann. Groß, kräftig, bewaffnet mit einem knorrigen Holzknüppel. Nicht aus seinem Stamm. Ranos Herz hämmerte. War er ein Feind? Ein Verbündeter? Er hatte keine Zeit, lange nachzudenken.

Sein Verstand durchsuchte blitzschnell die mentale Datenbank seiner Erfahrungen. Er erinnerte sich an den letzten Zusammenstoß mit einem fremden Jäger – es hatte in einem blutigen Kampf geendet. Doch da waren auch andere Erinnerungen: Einmal hatte er einem Fremden Nahrung angeboten und war mit seltenen Feuersteinen belohnt worden. In welche Schublade sollte er den Fremden packen?

Sein Körper spannte sich an. Sekundenbruchteile entschieden über Leben und Tod. Rano erkannte die Zeichen – der Mann hielt seinen Knüppel nicht drohend, sondern locker an seiner Seite. Kein aggressiver Blick: Schublade freundlich.

Ranos Entscheidung fiel. Er richtete sich auf, ließ den Speer sinken und hob die Hand zum Gruß. Der Fremde tat es ihm gleich. Kooperation statt Kampf.

Das war der Moment, in dem sich das Schubladendenken bewährte. Hätte Rano zu lange gezögert, hätte er vielleicht eine tödliche Waffe ins Gesicht bekommen. Hätte er vorschnell angegriffen, wäre er vielleicht auf einen potenziellen Verbündeten losgegangen.

Schubladendenken war nicht perfekt, aber in einer Welt voller Unsicherheiten sicherte es das Überleben. Und auch wenn Rano es nicht wusste – Jahrtausende später würden seine Nachfahren immer noch in diese alten Muster zurückfallen, auch wenn es nicht mehr um Leben und Tod ging.

Denken in Schwarz-Weiß-Kategorien oder Schubladen spart mentale Energie und ist vor allem schnell. Dadurch entstehen aber auch pauschale Urteile wie: Jugendliche seien faul, Polizisten gewalttätig, Politiker borniert und Zuwanderer kriminell.

Diese Vorurteile wurzeln in stark vereinfachten Denkprozessen und resultieren als „Schubladendenken" aus einem Energiesparmodus des Gehirns.

Evolutionäre Wurzeln des Schubladendenkens

Vorsortierte Kategorien – eine Art „mentale Datenbank" – ermöglichten einen schnellen Zugriff auf bekannte und bewährte Entscheidungsmuster. Die unmittelbare Einordnung in „gefährlich" oder „kooperativ" war überlebenswichtig. Entscheidungen über Kampf, Flucht oder Kooperation konnten oft nur auf Basis früherer Erfahrungen getroffen werden. Die Fähigkeit, rasch auf vorhandene Muster zurückzugreifen, konnte in vielen Fällen über Leben und Tod entscheiden.

Mentale Einschränkungen bei niedrigem Energiepegel

Sinkt der mentale Energiepegel, schaltet das Gehirn in den Sparmodus. Es kann anspruchsvolle und komplexe Zusammenhänge nicht mehr vollständig erfassen und verarbeiten. Wahrnehmung, Informationsverarbeitung und Handlungsfähigkeit werden schrittweise vereinfacht, bis die Aufgaben auf einem niedrigeren Niveau wieder bewältigt werden können. Teile der Realität gehen verloren, doch diese mentale Einschränkung ist den Betroffenen oft nicht bewusst.

Konsequenzen eines sinkenden Energiepegels

Ein niedriger mentaler Energiepegel führt zu einem erhöhten Stressniveau und zwingt das Gehirn, Energie einzusparen. Dies geht mit vereinfachtem Denken und Verhalten einher, was das Risiko für vorschnelle und fehlerhafte Entscheidungen erhöht. Besonders Schwarz-Weiß-Denken nimmt zu, wodurch Vorurteile und Missverständnisse begünstigt werden.

Es ist daher ratsam, sich selbst regelmäßig zu reflektieren und wichtige Entscheidungen nur bei einem hohen mentalen Energiepegel zu treffen. Nur dann ist tiefgründiges, umfassendes und zukunftsorientiertes Denken möglich.

Bei einem niedrigen Energiepegel sollten stattdessen Routineaufgaben in den Vordergrund rücken, die dem reduzierten Leistungsniveau entsprechen. Die effizienteste Nutzung mentaler Energie gelingt, wenn man sein aktuelles Leistungsniveau erkennt und seine Aktivitäten entsprechend anpasst.

7. Eigenschaften neuronaler Netze

Hoher Energiebedarf des Gehirns

Um zu verstehen, warum Menschen in ein und derselben Situation völlig unterschiedlich reagieren, lohnt sich ein Blick auf die grundlegenden Funktionen des Gehirns. Obwohl es nur etwa 2 % des Körpergewichts ausmacht, verbraucht es rund 20 % der vom Organismus erzeugten chemischen Energie, fast so viel wie das Herz. Diese hohe Energieanforderung resultiert aus seiner Rolle als zentrale Steuerzentrale des Körpers.

Komplexität neuronaler Netzwerke

Mit etwa 100 Milliarden Nervenzellen und unzähligen Synapsen als Schaltelemente besitzt das Gehirn eine beispiellose Komplexität. Im Gegensatz zu einem statischen Computerchip arbeitet es meist an seinen Leistungsgrenzen und benötigt daher zwingend Phasen geringerer Auslastung – Pausen und Schlaf – um die neuronalen Netzwerke zu regenerieren und ihre Funktionsfähigkeit langfristig aufrechtzuerhalten.

Neuronen und Synapsen: Bausteine des Gehirns

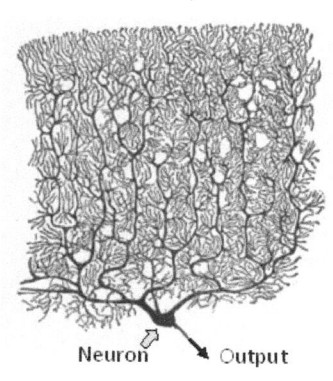

Neuron Output

Die Zeichnung einer multipolaren Nervenzelle des menschlichen Kleinhirns nach Ramón y Cajal veranschaulicht die Komplexität neuronaler Strukturen. Eine einzelne Nervenzelle (Neuron) mit ihren nahezu unendlich vielen Inputs dient als Modell zur Veranschaulichung der Funktionsweise neuronaler Netze. Diese bestehen aus einem gewaltigen Geflecht miteinander interagierender Neuronen, die durch ihre variablen Verbindungen die enorme Flexibilität und Leistungsfähigkeit des Gehirns ermöglichen.

Hoher Energieverbrauch durch neuronale Aktivität

Jeder noch so kleine Input in den verzweigten Dendriten eines Neurons – sei es aktivierend oder hemmend – trägt zur Gesamtinformation der Zelle und des gesamten Netzes bei. Gleichzeitig führt dieser permanente Verarbeitungsprozess zu einem hohen Energieverbrauch, den das Gehirn nicht unbegrenzt aufrechterhalten kann. Die ständig wechselnden Anforderungen des Alltags erfordern eine kontinuierliche Neubewertung von Situationen und eine effiziente Entscheidungsfindung.

Herausforderung für das Gehirn

Dieses pausenlose „Feuerwerk" neuronaler Aktivität stellt eine immense Herausforderung dar. Neuronen und Synapsen müssen Membranpotenziale entladen, Neurotransmitter synthetisieren, Zucker und Sauerstoff aufnehmen und Abfallprodukte abtransportieren. Milliarden von Nerven- und Hilfszellen leisten all dies in Sekundenbruchteilen.

Überlastung im Gehirn

Bei maximaler Auslastung kann es im Gehirn sogar zu einer „Überhitzung" kommen – die Kerntemperatur des Gehirns steigt auf über 40 Grad – vergleichbar mit einem heiß gelaufenen Rechenzentrum. Deshalb versucht das Gehirn trotz seiner enormen Rechenkapazität, cool zu bleiben, Energie zu sparen und möglichst effizient zu arbeiten.

Auf Details wird verzichtet

Wenn der mentale Energiepegel sinkt, verzichtet das Gehirn in seinen neuronalen Netzen auf die Verarbeitung feinster Details. Stattdessen begnügt es sich mit gröberen Informationen. Dies würde bedeuten, dass eine energieintensive „hohe Auflösung" zunehmend reduziert wird und am Ende nur noch eine grobe Rasterung – z.B. das bekannte „Schwarz-Weiß-Denken" – übrigbleibt.

Die Qualität sinkt

Das Gedankenmodell geht davon aus, dass der Pegel an mentaler Energie maßgeblich bestimmt, wie präzise oder grob das Gehirn Eindrücke wahrnimmt, Signale verarbeitet und körperliche Reaktionen steuert. Die Qualität sämtlicher Prozesse im Organismus wird durch die Höhe des mentalen Energiepegels bestimmt.

Die „Romana" – Ein Bild als Analogie

Lange habe ich darüber nachgedacht, wie ich die Funktionsweise neuronaler Netze im Gehirn aus Sicht des Gedankenmodells verständlich erklären könnte:
Eine hilfreiche Analogie bietet die Arbeit eines Kunstmalers:
Stellen wir uns vor, ein Künstler möchte das Porträt einer Frau – hier das des Modells „Romana" – auf die Leinwand bringen. Zunächst wird er mit schnellen, groben Pinselstrichen die Konturen der Romana skizzieren. Nach und nach fügt er immer feinere Details hinzu. Anfangs ist nur eine vage Figur erkennbar, doch mit der Zeit entstehen Schattierungen, Nuancen und schließlich ein detailreiches, lebensnahes Abbild.
Da ich Physiker und ein Fan mathematischer Modelle bin, habe ich nach einer Möglichkeit gesucht, diesen Prozess von „grob nach fein" mathematisch nachzubilden. Eine geeignete Methode ist die Zerlegung eines Bildes in beispielsweise 64 Schichten. Die unteren

Schichten enthalten die groben Bildinformationen, während die oberen die feineren Details hinzufügen. So nähert sich das Bild nach und nach einem hoch aufgelösten Zustand – genau wie der Maler es mit seinen Pinselstrichen tut.

Nun stellt sich die Frage: Welches Bild der Romana ergibt sich, wenn wir es nur aus den Informationen der untersten zwei Schichten rekonstruieren? Und wie verändert sich diese Wahrnehmung, wenn nach und nach immer mehr Informationen höherer Schichten hinzukommen?

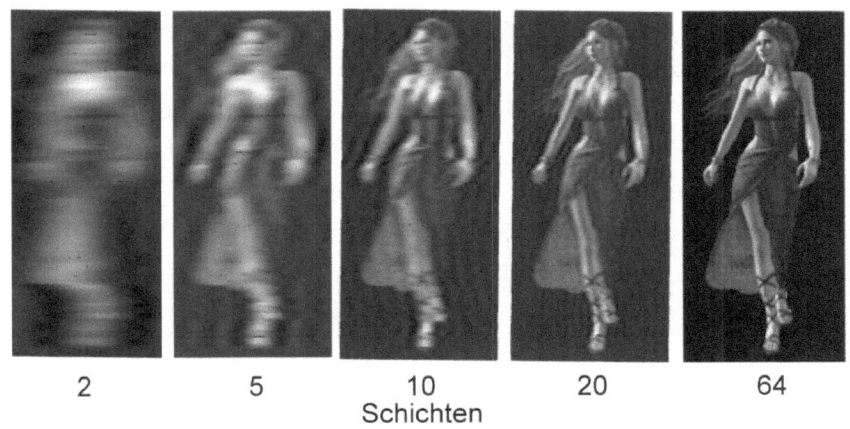

2	5	10	20	64

Schichten

Die „Romana" in geschichteter Darstellung

Schichtenweise Wahrnehmung

Tatsächlich genügen bereits die Informationen der zwei untersten Schichten, um die Umrisse einer Gestalt zu erkennen – ein entscheidender Vorteil für die schnelle Einschätzung einer Situation. Mit fünf Schichten wird bereits deutlich, dass es sich um eine Frau handelt, und bei 20 von insgesamt 64 Schichten entsteht ein recht detailliertes Bild der Romana.

Doch warum sollte das „Betriebssystem" des Gehirns überhaupt mit Schichten arbeiten, anstatt direkt eine vollständige Abbildung nach Art eines Fotos zu erzeugen?

Dafür gibt es zwei wesentliche Gründe:

Geschwindigkeit

Betrachten wir erneut das Beispiel eines Urmenschen im Wald, der ständig seine Umgebung nach Beute oder Raubtieren absucht. Erscheint plötzlich ein Bär aus dem Gebüsch, ist eine blitzschnelle Reaktion überlebenswichtig. In einer solchen Situation zählt jeder Bruchteil einer Sekunde – es gilt, den Bären so früh wie möglich an seiner Gestalt und Bewegung zu erkennen und augenblicklich zwischen Kampf oder Flucht zu entscheiden.

Zu warten, bis ein vollständiges Bild des Bären verarbeitet ist, wäre ein tödlicher Fehler. Bereits fünf Schichten ermöglichen eine ausreichend zuverlässige Einschätzung der Situation – zwar nicht exakt, aber extrem schnell. Wenn es um Leben und Tod geht, ist Geschwindigkeit weit wichtiger als Präzision.

Energieersparnis

Die Verarbeitung der Informationen nur weniger Schichten erfordert deutlich weniger Energie, sodass das Gehirn auch in Zeiten von Energiemangel effizient arbeiten kann.

Dieses Prinzip spiegelt sich auch im „Pareto-Prinzip" wider, benannt nach Vilfredo Pareto. Dieses besagt, dass 80 % eines Ergebnisses mit nur 20 % des Gesamtaufwandes erzielt werden können, während die restlichen 20 % unverhältnismäßig viel zusätzliche Energie kosten würden.

Perfektionismus hat also einen hohen Preis. In der Natur wird daher vieles „ungefähr" erledigt – absolute Perfektion gibt es kaum. Diese Erkenntnis wurde sogar humorvoll im Film *Manche mögen's heiß* (1959) mit Marilyn Monroe, Tony Curtis und Jack Lemmon bestätigt.

Untere und obere Schichten der neuronalen Netze

Aus diesen Überlegungen lässt sich ableiten, dass die unteren Schichten neuronaler Netze die „Grobarbeit" übernehmen. Sie sind evolutionär alt, fest verschaltet und daher besonders schnell und energiesparend.

Die oberen Schichten hingegen – in denen Verstand, Vernunft und soziale Kompetenzen angesiedelt sind – sind flexibel, aber langsam und extrem energieintensiv. Besonders der präfrontale Kortex, der für komplexe Gehirnfunktionen wie Planung, Rationalität und soziale Intelligenz zuständig ist, benötigt unverhältnismäßig viel Zeit und Energie.

Sparsame Energiewirtschaft bei niedrigem mentalem Pegel

Sinkt der mentale Energiepegel, ist das Gehirn gezwungen, sparsamer mit seinen Ressourcen zu haushalten. Das bedeutet, dass es sich stärker auf die schnellen, energiesparenden unteren Schichten verlässt – was oft zu einfacheren, weniger differenzierten Denkprozessen führt.

Verschwendung von Energie bei hohem mentalem Pegel

Umgekehrt kann das Gehirn bei einem überhohen mentalen Energiepegel – etwa bei überwältigenden Glücksmomenten oder intensiver Verliebtheit – mit seiner Energie auch verschwenderisch umgehen. Dann neigt es dazu, „die ganze Welt zu umarmen" und läuft Gefahr, sich regelrecht zu verausgaben.

Unterschiedliches Verhalten je nach Energielevel

Daher wird ein und dieselbe Situation im Gehirn eines Menschen je nach mentalem Energiepegel unterschiedlich berechnet – mit entscheidendem Einfluss auf Wahrnehmung, Entscheidungsfindung und Handlungsstrategien.

Effizientes Arbeiten auf jedem Energielevel

Das Beispiel des schichtenweisen Bildaufbaus der „Romana" zeigt, dass das Gehirn ähnliche Strategien nutzen könnte, um auf jedem Energielevel möglichst effizient zu arbeiten.

In einer Welt voller Informationen ist es selten notwendig, jedes Detail zu erfassen. Oft reichen wenige grobe Informationen aus, um eine Situation schnell einzuschätzen und angemessen zu reagieren. Diese Strategie spart viel Energie und ermöglicht schnelle, pragmatische Entscheidungen – ein großer Vorteil in vielen Lebensbereichen.

8. Neuronale Netze und Entscheidungen

Im täglichen Leben werden Entscheidungen wie *„Hunger stillen"*, *„Durst löschen"*, *„die Katze streicheln"* oder *„mit dem Hund Gassi gehen"* durch neuronale Netze im Gehirn gesteuert. Dabei bestimmt das Netz, das aufgrund eines Bedürfnisses oder einer Aufgabe am stärksten aktiviert ist (in Resonanz gerät), die Priorität der Verarbeitung. Dieses aktive Netz sendet hemmende Signale an andere Netze, um seine eigene Tätigkeit zu priorisieren.

Eric Kandel beschreibt diesen Mechanismus in seinem Buch *„Auf der Suche nach dem Gedächtnis"* (Goldmann-Verlag, 2009).

Neuronale Netze arbeiten seriell

Sobald eine primäre Aufgabe abgeschlossen ist, werden die hemmenden Signale gelöscht, und das Gehirn entscheidet neu, welches Netz die nächste Aufgabe übernimmt. Dadurch erfolgt die Aufgabenbearbeitung in der Regel seriell, also nacheinander und recht konsequent in der Reihenfolge ihrer Wichtigkeit:

Priorität der neuronalen Netze

Marianne saß kerzengerade im Konferenzraum, die Augen konzentriert auf die Präsentation gerichtet. Es war eine wichtige Sitzung, eine, die über den nächsten großen Auftrag ihrer Firma entscheiden würde. Sie wollte präsent sein, souverän wirken, nichts verpassen.

Unbemerkt hatte sich jedoch ein Druck aufgebaut. Schon vor Beginn der Sitzung hatte sie das Bedürfnis verspürt, kurz die Toilette aufzusuchen, doch im Trubel der Vorbereitung war es in den Hintergrund gerückt. Während die Diskussionen sich hinzogen, registrierte ihr Bewusstsein den körperlichen Drang nicht mehr – ihr Kopf war zu sehr mit Argumenten, Strategien und Analysen beschäftigt. Das hatte nun einmal Vorrang.

Erst als die Sitzung nach fast zwei Stunden endlich beendet war, schlug das Verdrängte mit voller Wucht zurück. Mit einem abrupten Aufstehen, fast zu hastig für ihre übliche Contenance, verließ Marianne den Raum. Ihr Blick suchte panisch nach dem schnellsten Weg zur Erlösung. Keine Zeit für Small Talk, keine Zeit für Höflichkeiten – jetzt war Eile geboten.

Multitasking

Multitasking hingegen ist äußerst energieaufwändig, da das Gehirn ständig zwischen parallelen Aufgaben hin und herwechseln muss. Es ist zu erwarten, dass keine der Aufgaben auf hohem Niveau erledigt werden kann.

Automatische Abläufe und ihre Grenzen

Eine Ausnahme bilden „automatisierte" Abläufe wie das Autofahren, bei denen nebenbei eine Unterhaltung durchaus möglich ist. Allerdings nur bis zu einem gewissen Punkt: Erfordert das Gespräch jedoch stärkere Aufmerksamkeit, zieht das dafür zuständige neuronale Netz die Priorität auf sich – jetzt wird das Fahren zur Nebensache.

Kommt es nun zu einer kritischen Situation, bleibt keine Zeit mehr, die volle Aufmerksamkeit zurück auf die Priorität *„Autofahren"* zu lenken – und schon ist es passiert!

Unterschiede in der Leistungsfähigkeit neuronaler Netze

Die Leistungsfähigkeit neuronaler Netze unterscheidet sich von Mensch zu Mensch – sowohl genetisch bedingt als auch durch Bildung und Sozialisation geprägt.

Einige Menschen verfügen über ausgeprägte obere Schichten, die komplexe Analysen und differenzierte Denkprozesse ermöglichen. Andere hingegen entwickeln nur ein begrenztes Verständnis für die

Realität, verarbeiten Informationen ungenau und haben Schwierigkeiten, sich einen umfassenden Überblick zu verschaffen – oft ohne, dass dies ihnen selbst bewusst ist.

Obere Schichten und mentaler Energiepegel

Je mehr obere Schichten der neuronalen Netze beteiligt sind, desto differenzierter ist die Wahrnehmung, desto umfassender die Sicht auf die Realität und desto höher die Qualität der Reaktion.

Allerdings garantiert die bloße Präsenz dieser höheren Schichten kein anspruchsvolles Denken. Sinkt der mentale Energiepegel, werden die oberen Schichten nach und nach deaktiviert – was zu einer deutlichen mentalen Rückentwicklung führt.

Ein anschauliches Beispiel bieten kontroverse Diskussionen: Je mehr der mentale Energiepegel sinkt und das Stressniveau steigt, desto stärker ähneln Argumentationen und Verhaltensweisen denen im Kindergarten…

Stress und mentale Erschöpfung

Ein Mensch kann seine höheren geistigen Fähigkeiten nur dann nutzen, wenn er über ausreichend mentale Energie verfügt. Befindet er sich in einem Zustand mentaler Erschöpfung und starkem Stress, kann er auf diese höheren Fertigkeiten nicht mehr zugreifen. Die kognitive Leistungsfähigkeit nimmt dann oft erschreckend schnell und stark ab – bis hin zu völliger Unvernunft oder sogar mentaler Blockade.

Überforderung und Abwehrreaktionen

Das Meeting lief wie üblich, bis Marco das Wort ergriff. Mit leuchtenden Augen stellte er eine innovative Idee vor – ein Konzept, das Prozesse revolutionieren und die Firma einen großen Schritt nach vorn bringen könnte. Die Anwesenden lauschten gespannt. Doch kaum hatte er seinen Vorschlag noch dargestellt, fuhr der Geschäftsführer abrupt hoch und schüttelte entschieden den Kopf. „Nein, das ist nicht umsetzbar", sagte er schroff, fast reflexartig. Seine Miene war gespannt, seine Stimme eine Spur lauter als nötig. Marco sah irritiert zu ihm hinüber. Warum diese ablehnende Haltung, ohne überhaupt nachzufragen oder die Idee zu durchdenken? Was niemand wusste: Im Kopf des Geschäftsführers herrschte Chaos. Die Idee war zu neu, für ihn zu komplex – sie überstieg bei weitem seinen gewohnten Horizont. Vergeblich suchte sein Gehirn auf oberen Schichten nach Strukturen, um diese Idee zu verstehen und einzuordnen. Doch oben in seinen neuronalen Netzen war nur Leere. Ohne es bewusst zu realisieren, empfand er Marcos Vorschlag als Bedrohung. Sein mentaler Energiepegel sank rapide, Angst keimte auf – und sein Verstand schaltete auf Abwehr. Der Vorschlag musste abgelehnt werden. Sofort.

Marco hingegen seufzte innerlich. Er kannte diese Reaktion. Vielleicht würde es Zeit brauchen – oder den richtigen Moment. Also lehnte er sich zurück und wartete. Manche Türen lassen sich nicht mit Druck öffnen, sondern nur mit Geduld.

Die Angst vor der Innovation

Innovative Ideen und Vorschläge, die weit über den aktuellen mentalen Horizont hinausgehen, lösen eher Angst statt Begeisterung aus. Mittelmäßige Systeme neigen dazu, sich *instinktiv* vor vorausdenkenden Personen zu schützen – selbst dann, wenn deren Vorschläge objektiv betrachtet klare Vorteile bieten würden.

9.   Ideologie als eingeschränkte Sicht

Nur gut entwickelte höhere neuronale Schichten ermöglichen eine umfassende und differenzierte Wahrnehmung der Realität, die auf zahlreichen realistischen Inputs basiert. Untere Schichten hingegen bieten lediglich eine begrenzte Sichtweise – vergleichbar mit den Scheuklappen eines Pferdes, das nur einen stark eingeschränkten Blickwinkel nach vorne hat.

Dennoch glaubt selbst ein mental stark eingeschränkter Mensch, sein begrenzter Horizont sei die ganze Welt und die einzige „Wahrheit". Ihm fehlt das Bewusstsein für die eigene Einschränkung, denn die Erkenntnis seiner Unzulänglichkeit würde tiefe Ängste auslösen und zu einem erheblichen Abfluss mentaler Energie führen.

Wahrnehmung der Realität

Die Welt ist komplex, und der Mensch neigt dazu, seine eigenen mentalen Fähigkeiten weit zu überschätzen. Er ist sich nicht bewusst, dass seine Wahrnehmung der Realität je nach mentalem Zustand stark schwanken kann – mal umfassender, mal stark eingeschränkt.

Ein ausgeglichener mentaler Zustand ist jedoch eher die Ausnahme als die Regel. Daher sind selbst prinzipiell vorhandene höhere kognitive Fähigkeiten unter alltäglichem Stress oft nicht vollständig abrufbar.

Energieeinsparung

Wie kann das Gehirn noch mehr mentale Energie einsparen? Ein besonders effektiver Mechanismus, wie das Beispiel der *Romana* zeigt, ist der Verzicht auf eine vollständige, detailreiche Realität. Stattdessen setzt das Gehirn auf energiesparende untere Schichten, die nur eine subjektive Teilrealität abbilden. Diese reduzierte Wahrnehmung wird im Rahmen des Gedankenmodells „Ideologie" bezeichnet.

Definition von Ideologie

Seit Marx und Engels bezieht sich der Begriff Ideologie auf „Ideen und Weltbilder, die sich nicht an Evidenz und guten Argumenten orientieren, sondern darauf abzielen, Machtverhältnisse zu stabilisieren oder zu ändern" (Wikipedia).

Diese Definition deckt sich mit der Perspektive des Gedankenmodells: Auch hier wird *Ideologie* als ein begrenzter Ausschnitt aus einem umfassenden, evidenzbasierten Weltbild betrachtet – als eine verzerrte Wahrnehmung der Realität.

Gründe für ideologisches Denken

Ideologisches, also dogmatisches oder engstirniges Denken kann verschiedene Ursachen haben. Häufig sind höhere kognitive Funktionen entweder nicht ausreichend vorhanden oder entwickelt oder aufgrund eines niedrigen mentalen Energiepegels nicht aktiv.

Besonders problematisch wird dies, wenn dieser niedrige Energiepegel durch tief verwurzelte Existenzängste im Unterbewusstsein verstärkt wird. In solchen Fällen verfestigt sich eine starre Ideologie so sehr, dass sie für logische Argumente kaum noch zugänglich ist.

Der betroffene Mensch ist sich seiner Ängste oft nicht bewusst – und genau diese Ängste verhindern, dass er seine Ideologie hinterfragt oder aufbricht. Ein besonders anschauliches Beispiel war die Reaktion vieler Menschen während der Corona-Pandemie.

Fehlende oder inaktive höhere Schichten verwehren jedoch nicht nur eine ganzheitliche, langfristig orientierte Sicht auf die Realität, sondern blockieren auch die Fähigkeit, Fakten und Argumente realistisch abzuwägen und zielführend in Entscheidungen einzubeziehen.

Auswirkungen ideologischen Denkens

Bernd lädt seine neue Freundin Pia ins Theater ein. Es nieselt, und ein kühler Wind weht. Die Tiefgarage unter dem Theater kostet vier Euro für den Abend. Doch Bernd hat eine ideologische Einstellung: Er parkt grundsätzlich nirgends, wo es Geld kostet. Also fährt er mit Pia so lange im Viertel herum, bis er triumphierend einen kostenlosen Parkplatz findet.

Das Problem? Für Pia fünf Minuten Fußweg in Regen und Wind, und das mit elegantem Abendkleid und hohen Schuhen…

Ob Ideologie oder Geiz – das Ergebnis ist das Gleiche: Der Abend ist ruiniert, und Pia macht sich schnell aus dem Staub. Dabei hatten die Theaterkarten zusammen siebzig Euro gekostet – was hätten da vier Euro für eine Parkgebühr ausgemacht? Bernd verliert das eigentliche Ziel völlig aus den Augen: einen schönen Abend mit Pia zu verbringen.

Ideologie als Risiko im Alltag

Ob durch eigene mentale Einschränkung, religiöse Dogmen oder einen niedrigen mentalen Energiepegel – Ideologie ist allgegenwärtig und kann im täglichen Leben, insbesondere in Führungspositionen, enormen Schaden anrichten. Gerade für *weiterdenkende* Menschen kann es eine echte Herausforderung sein, sich mit ideologisch verengten Zeitgenossen auseinanderzusetzen.

10. Der Algorithmus, ein neuronaler Prozess

Der im Gehirn ablaufende Algorithmus – eine Art Software, die Schritt für Schritt ihre Aufgaben abarbeitet – erfasst durch die Signale der Sinne (*Sehen, Hören, Riechen, Schmecken, Berührung*) die jeweilige Situation. Diese Wahrnehmung ist subjektiv und priorisiert Merkmale, die in dem Moment besonders relevant sind, beispielsweise Gefahren oder Chancen. Basierend auf diesen Informationen berechnet der Algorithmus – je nach Verfügbarkeit mentaler Energie – das voraussichtlich beste Verhalten.

Erfahrung als Grundlage schneller Entscheidungen

Um Fehleinschätzungen zu minimieren, gleicht der Algorithmus jede neue Situation unmittelbar mit den vorhandenen Erfahrungen ab.
Je größer der individuelle Erfahrungsschatz, desto schneller kann eine besondere Situation eingeordnet und eine geeignete Reaktion gefunden werden. Erfahrung macht Entscheidungen nicht nur sicherer, sondern auch schneller.

Vorausschauende Szenarien

Der Algorithmus geht jedoch noch einen Schritt weiter: Um besonders schnell reagieren zu können, erstellt er im Voraus Szenarien und gleicht diese kontinuierlich mit der aktuellen Situation ab.
Ein Beispiel: Im Wald sucht der Algorithmus unablässig nach sich bewegenden Gestalten oder Tieren und scannt die Umgebung gezielt unter dieser Vorgabe ab.

Dieses vorausschauende Denken kann gelegentlich zu „Fehlalarmen" führen – etwa, wenn man irrtümlich zu sehen glaubt, ein Busch habe sich bewegt. Doch evolutionär gesehen ist es sicherer, einen Fehlalarm wieder zu löschen, als bei einer tatsächlichen Bedrohung lebenswichtige Reaktionszeit zu verlieren. Besonders in der Dämmerung lässt sich dieser Effekt gut beobachten.

Die Voraus-Abschätzung möglicher Szenarien gehört zum Standard-Repertoire des Gehirns. Besonders in einem dynamischen Umfeld wie der Börse zählt weniger der *aktuelle Zustand* als vielmehr die Hoffnung: Werden Erwartungen übertroffen, steigt der mentale Energiepegel und motiviert zum Kauf, werden Erwartungen enttäuscht, sinkt der Energiepegel und der Algorithmus empfiehlt den Verkauf.

Dieses Prinzip gilt auch für alltägliche Situationen, etwa in Gesprächen: Noch bevor das Gegenüber auf eine Bemerkung oder Frage reagiert, hat das Gehirn bereits eine *erwartete Antwort* errechnet. Fällt die tatsächliche Antwort besser aus als erwartet, erhält das Gehirn einen Energieschub, ist die Antwort enttäuschend, sinkt der mentale Energiepegel.

Auf diese Weise beeinflussen Erwartungen und tatsächliche Ergebnisse kontinuierlich unseren mentalen Energiehaushalt – oder auch *Illusionen*:

Auf dem Weg nach Spanien übernachten wir in einem kleinen Ort westlich von Nîmes (Südfrankreich) bei Joe, einem alten Bekannten – ein schräger Vogel mit antiken Maschinengewehren in der Wohnung und einer Deutschen Dogge, die sich einen Spaß daraus machte, ahnungslosen Touristen die Vorderpfoten auf die Schultern zu legen. Bei reichlich Rotwein kommt die Rede auf eine nahegelegene Burgruine, in der der Geist eines Kreuzritters umgehen soll. Mutige, die es wagten, das Verlies bei Vollmond zu betreten, seien nie wieder gesehen worden. Klar, dass wir – bestens gelaunt und leichtsinnig – uns umgehend auf den Weg machen – bei Vollmond.

Das will ich selbst erleben! Mit klopfendem Herzen taste ich mich durch das stockfinstere Verlies, stoße mir den Füßen gegen umherliegende Steinbrocken, als plötzlich eine riesige Gestalt aus bleichem Licht die Wand entlang zu gleiten scheint. Schockstarre! Herzstillstand droht! Doch der Rotwein dämpft und meine Neugier siegt. Ein schmaler Spalt in der Decke lässt Mondlicht streifend so auf die raue Wand fallen, dass die Illusion eines geisterhaften Riesen entsteht – ein geniales Schauspiel der Natur!

Berauscht – auch – vom gelösten Rätsel beschließe ich, im Turm hochzuklettern. Eine schräg liegende Fichte hilft mir dabei, bis zu einer Luke zu gelangen. Unten rufen indessen meine Begleiter verzweifelt meinen Namen. Da kann ich nicht widerstehen: Mit tiefer Stimme rufe ich „Ich – bin – hier – oben!". Der Effekt? Zwei panisch schreiende Gestalten, die den Hang hinunterstürmen.

Die Moral von der Geschichte? Nicht alles, was spukt, ist echt – manchmal spielt nur das Mondlicht (oder Rotwein und Phantasie) verrückt. Aber Naturgesetze gelten immer...

Langfristige Existenz und Fortpflanzung

Der Algorithmus schätzt unablässig Chancen und Risiken ein und entwirft Alternativen, um den Menschen erfolgreich durch das Leben zu steuern.

Das übergeordnete Ziel ist die möglichst langfristige Existenz. Da biologische Systeme jedoch eine begrenzte Lebensdauer haben, schließt dieses Ziel evolutionär bedingt auch den Prozess der Fortpflanzung mit ein.

Ressourcenmanagement und Konkurrenz

Existenz bedeutet, kontinuierlich Nahrung zu beschaffen – ohne dabei selbst Unfällen, Raubtieren, Bakterien, Viren oder Parasiten zum Opfer zu fallen.

Begrenzte Ressourcen führen zwangsläufig zu Konkurrenz innerhalb der eigenen Spezies und gegenüber anderen Lebewesen. Ein effizienter Umgang mit körperlicher und mentaler Energie ist daher essenziell.

Die manchmal tödliche Effizienz des Algorithmus

Hannes hatte sich oft gefragt, warum er sich so leer fühlte. Sein Leben war eine endlose Aneinanderreihung von Misserfolgen: Der Job war eintönig, seine Beziehungen zerbrachen schneller, als er sie aufbauen konnte, und selbst das Aufstehen am Morgen war eine Qual. Irgendetwas in ihm wusste, dass sein mentales Energiekonto bedenklich im Minus war – aber er hatte keine Ahnung, wie er es wieder auffüllen sollte.

Sein innerer Algorithmus, dieser unsichtbare Manager seines Überlebens, hatte bereits Alarm geschlagen. Doch statt einer Rettungsaktion schien er zu einer erschreckenden Schlussfolgerung gekommen zu sein: Hannes war ineffizient. Nutzlos. Eine Investition ohne Rendite.

Mit jedem Tag wurde die innere Stimme düsterer. Erst war es nur eine leise Resignation, dann ein Drängen, Risiken einzugehen – als wäre sein System auf der Suche nach einem Exit. Er begann, sich in gefährliche Situationen zu bringen. Einmal überquerte er eine stark befahrene Straße ohne sich umzuschauen. Später stellte er sich an den Rand einer Brücke und ließ den Wind an seinem Haar zerren. Jedes Mal schien der Algorithmus zu testen: Funktioniert dieses System noch, oder ist es Zeit für einen Shutdown?

Der endgültige Wendepunkt kam, als Hannes nächtlich auf einer Bahnstrecke unterwegs war. Ohne nachzudenken, kletterte er auf einen abgestellten Bahnwaggon. Plötzlich durchzuckte ihn eine absurde Erkenntnis: War das der finale Befehl seines Algorithmus?

Sollte er sich wirklich selbst eliminieren, weil er nicht mehr „rentabel" war?

In diesem Moment schrie eine andere, längst vergessene Instanz in ihm auf: Der Urinstinkt. Ein primitives, aber lebensnotwendiges Notfallsystem, das sich gegen den logischen Entschluss des Algorithmus stemmte. Hannes sprang mit letzter Kraft vom Waggon und landete hart auf dem Kiesbett. Atmend. Lebendig.

Später, im Krankenhaus, begann er zu verstehen: Sein mentales Konto war zwar leer, aber es gab noch eine Chance, es aufzuladen. Mit echten Verbindungen, neuen Perspektiven – und mit der Erkenntnis, dass der Algorithmus vielleicht gnadenlos effizient war, aber nicht unfehlbar.

Mindesthöhe des mentalen Energiepegels

Für den Algorithmus gibt es nämlich eine nicht verhandelbare Untergrenze: Der mentale Energiepegel darf nicht unter ein kritisches Minimum sinken, bei dem der Mensch in eine Depression verfällt und nicht mehr selbstständig lebensfähig ist.

Ein fast leeres mentales Konto signalisiert dem Algorithmus nämlich, dass der betroffene Mensch schlecht an sein Umfeld angepasst ist und zu wenig mentale Energie erwirtschaftet.

Als von der Natur „beauftragter Geschäftsführer" bewertet der Algorithmus dann die Effizienz des Individuums – und kann zu dem Schluss kommen, dass die weitere Unterstützung dieser *erfolglosen Investition* überdacht werden sollte.

Selbstschädigendes Verhalten

Sinkt der mentale Energiepegel auf ein extrem niedriges Niveau, kann der Algorithmus von sich aus selbstschädigendes Verhalten aktivieren. Dazu gehören:

- Selbstverletzendes Verhalten (*z. B. Ritzen bis aufs Blut*)
- Risikoreiches Verhalten (*z. B. Raserei, Auto-Wettrennen, Klettern auf Bahnwaggons*)
- Selbstzerstörungsmechanismen bis hin zur Planung und Ausführung eines Suizids

Unterhalb eines existenziell niedrigen Energiepegels wird der eigene Algorithmus zum Feind.

Optimierung des Energiehaushalts

Der menschliche Algorithmus ist darauf ausgelegt, durch geschickte Steuerung des Verhaltens sicherzustellen, dass stets genügend körperliche und mentale Energie zur Verfügung steht.

- *Körperliche Energie* kann durch geeignete Ernährung und Fitness gesteigert werden.
- *Mentale Energie* wird durch erfolgreiches Verhalten und positive Erfahrungen erwirtschaftet.

Nur ein effizienter Umgang mit diesen Ressourcen ermöglicht eine langfristige und erfolgreiche Lebensführung.

11. Tiefstand an mentaler Energie: Starker Stress

Der leere Akku

Max saß vor seinem Laptop und starrte auf den Bildschirm. Die Deadline rückte näher, aber er konnte sich nicht aufraffen. Sein Kopf fühlte sich an wie in Watte gepackt, jeder Gedanke zäh und schwerfällig. Die To-do-Liste war lang, doch anstatt zu handeln, scrollte er ziellos auf seinem Handy.

Warum kriege ich nichts hin? Der Gedanke nagte an ihm. Er fühlte sich erschöpft, sein Selbstwertgefühl schwand mit jedem Gedanken an seine unerledigten Aufgaben. Je mehr er sich selbst zur Aktivität drängte, desto stärker blockierte ihn die Angst vor dem Versagen.

Sein Gehirn hatte den Not-Modus aktiviert – um Energie zu sparen. Komplexe Überlegungen? Fehlanzeige. Entscheidungen? Zu anstrengend. Sein Verstand hatte sich zurückgezogen, und stattdessen übernahmen archaische Reflexe die Kontrolle: Ablenkung, Vermeidung, Rückzug.

Die Welt wirkte düster, und selbst einfache Aufgaben erschienen ihm unüberwindbar. Max wusste, dass er aus dieser Spirale herausmusste, aber selbst der Gedanke daran war zu viel.

Angst und Handlungsunfähigkeit

Im Zustand eines „bedenklichen mentalen Tiefstands" dominiert Angst das Verhalten. Der Stresspegel ist überwältigend, und selbst geringe zusätzliche Anforderungen überlasten die neuronalen Netze.

- Ängste fungieren als Abwehrsignal und verhindern, dass anstehende Aufgaben überhaupt angegangen werden.
- Das Selbstwertgefühl schwindet, Entscheidungen werden vermieden, und Entscheidungen werden auf die lange Bank geschoben.

Energiesparmaßnahmen und ihre Folgen

Ein niedriger mentaler Energiepegel zwingt das Gehirn zu drastischen Energiesparmaßnahmen:

- Hohe kognitive Funktionen wie Verstand, Vernunft und soziale Kompetenzen werden heruntergefahren.
- Urprogramme werden aktiviert, um den drohenden Zusammenbruch zu verhindern.

Mit dem Rückgang der mentalen Energie verschlechtern sich sowohl die Arbeitsqualität als auch das allgemeine Lebensgefühl.

- Nur die Basis-Schichten der neuronalen Netze arbeiten noch.
- Der hohe Stresspegel lähmt sinnvolles Handeln.
- Eine Erholung „aus sich heraus" erscheint mit den verbliebenen geringen mentalen Ressourcen aussichtslos.

Kampf ums mentale Überleben

Die unteren Schichten der neuronalen Netze allein reichen nicht aus, um ein geordnetes oder gar hochwertiges Verhalten zu gewährleisten. Selbst wenn diese primitiven Schichten die letzte verfügbare Energie auf sich bündeln, bleibt das Verhalten reaktiv und instinktgetrieben. Elementare, auch gewalttätige Verhaltensweisen können sich verstärkt durchsetzen.

Physische und mentale Auswirkungen von starkem Stress

Je tiefer der mentale Energiepegel sinkt, desto stärker reagiert der Organismus mit Stresssymptomen, z.B.:

- Phasen intensiver Stressbelastung sowie chronischer Stress führen zu massiven Störungen der Körperfunktionen.
- Kreislauf und Stoffwechsel schalten auf „Gefahren-Abwehr".
- Das energieintensive Immunsystem wird heruntergefahren.

- Der Algorithmus verliert die übergeordnete Kontrolle über den Organismus.

Solche Entgleisungen der körpereigenen Regelsysteme begünstigen sowohl körperliche als auch psychische Erkrankungen, etwa Kreislauf-, Magen-Darm-Probleme oder Depressionen.

Evolutionäre Notmaßnahmen

Sinkt der mentale Pegel weiter, greift der Algorithmus auf evolutionär tief verankerte Überlebensstrategien zurück.
Die Wahrnehmung wird auf das „Wesentliche" beschränkt – und notfalls manipuliert.
Bedrohliche Realitäten werden verzerrt oder fehlgedeutet, um den Energiepegel nicht noch weiter absinken zu lassen.

Illusionen und Scheinrealitäten als Schutzmechanismus

Ein Mensch mit extremem Hunger nimmt nur noch Essbares wahr – seine Erinnerungen rufen gezielt Orte und Gelegenheiten zur Nahrungsbeschaffung ab. Ein hoher Stresspegel sorgt dafür, dass die Suche nach Nahrung fokussiert und notfalls mit Nachdruck erfolgt.

Im „bedenklichen mentalen Tiefstand" nutzt der Algorithmus jedoch auch Illusionen und Scheinrealitäten, um den Betroffenen vor der bedrohlichen Realität zu schützen.
- Er schafft sich eine „eigene Welt", eine Art mentalen Kokon, um das Stressniveau erträglich zu halten.
- Das Problem: Das Verhalten orientiert sich dann nicht mehr an der Realität, sondern an dieser konstruierten Scheinwelt.

Mit diesem Mechanismus steigt das Risiko von Fehlentscheidungen, da das Verhalten nicht mehr auf objektiven Fakten basiert.

Illusionen in Krisensituationen

Warum greift der Algorithmus zu Fälschungen und Illusionen?
Weil er die zwingende Aufgabe hat, dem Betroffenen in jeder Situation eine konsistente Argumentation und eine *„lebbare Welt"* zu präsentieren. Doch wie gelingt ihm dies bei überwältigenden Ängsten?

Die „mentale Blase"

Tom saß in seinem dunklen Wohnzimmer, das Licht seines Laptops spiegelte sich in seinen müden Augen. Seit Wochen klickte er sich durch dieselben Foren, las dieselben Theorien, diskutierte mit Gleichgesinnten. Draußen tobte die Welt – Chaos, Krisen, Unsicherheit. Doch hier, in seiner Online-Blase, gab es klare Antworten. Schuldige. Muster. Eine Erklärung für alles.

„Sie wollen uns kontrollieren!", schrieb jemand in der Gruppe. Tom nickte. Ja, genau das dachten sie alle. Die Regierung, die Konzerne, die „Drahtzieher" im Hintergrund – sie waren für sein Gefühl der Ohnmacht verantwortlich. Früher war er ein kritischer Denker gewesen, doch jetzt erschien ihm die offizielle Version der Dinge wie eine große Lüge.

Er erinnerte sich an die Zeit davor – als er sich noch sicher gefühlt hatte. Als er Pläne hatte, Ziele. Doch dann kamen die Unsicherheiten, die Rückschläge, der Stress. Sein Kopf war irgendwann so voll von Angst gewesen, dass er sich nur noch ausgelaugt fühlte. Bis er diese Gruppen fand. Hier fühlte er sich verstanden, hier gab es Menschen, die wie er die Wahrheit „kannten".

Tom bemerkte nicht, dass sein Verstand längst im Energiesparmodus war. Komplexe Überlegungen? Zu anstrengend. Zweifel? Zu riskant. Die „mentale Blase" gab ihm Halt, Sicherheit – eine Art künstliche mentale Energie, die ihn davor bewahrte, völlig in der Angst zu versinken.

Während der Corona-Pandemie gerieten viele Menschen mit bereits niedrigem mentalem Energiepegel in eine existenzielle Krise: Die Bedrohung durch das Virus wirkte übermächtig. Staatliche Einschränkungen erschwerten die Gewinnung mentaler Energie. Ängste stiegen massiv an und führten zu irrationalen Reaktionen.

Reaktionen auf die Corona-Pandemie

Menschen mit einem stabilen mentalen Energiepegel verfügen über genügend Resilienz, um rational und empathisch zu handeln:
- Sich impfen zu lassen (Prävention)
- Masken zu tragen (sich und andere schützen)
- Abstand zu halten (das Risiko einer Tröpfchen-Infektion verringern)
- Kritische Kontakte zu meiden (die Wahrscheinlichkeit einer Infektion klein halten)

Menschen mit einem stark reduzierten mentalen Pegel hingegen geraten in einen Angstmodus:
- Verstand, Vernunft und soziale Verantwortung werden beeinträchtigt.
- Der Algorithmus richtet sich nur noch auf die Forderung aus: *„Corona muss weg!"*
- Die Angst vor der Bedrohung ist so stark, dass eine rationale Auseinandersetzung, geschweige denn intelligentes Verhalten nicht mehr möglich ist.

Um dem drohenden mentalen Zusammenbruch entgegenzuwirken, setzt der Algorithmus Schutzmechanismen in Gang. „Andere Menschen" oder „höhere Mächte" werden für die Krise verantwortlich gemacht. Der Sündenbock soll helfen...

Verschwörungstheorien

„Es gibt kein Corona! Die Regierung will nur unsere Freiheit ein-schränken, gesteuert von finsteren Mächten, die die Weltherrschaft anstreben."

Anhänger von Verschwörungstheorien glauben an solche Urpro-gramme, die bei panischen Ängsten den Verstand blockieren.

- Das Sozialverhalten wird auf Gleichgesinnte beschränkt.
- Diese Gleichgesinnten bilden eine „Blase", in der die Reali-tät kollektiv geleugnet wird.
- Innerhalb dieser Blase wird eine subjektiv konsistente Scheinwelt erschaffen, die genügend mentale Energie lie-fert, um die Ängste eben noch in Schach zu halten.

Destruktives Verhalten

Auch andere Formen radikalen Verhaltens sind Ausdruck eines extrem niedrigen mentalen Pegels.

- *„Klimakleber"* mit überwältigenden Zukunftsängsten agie-ren nicht mehr primär für den Klimaschutz, sondern zur Reduktion ihrer eigenen panischen Ängste – koste es, was es wolle.
- *Chaotisches Verhalten* und radikale Aktionen dienen dazu, sich anderen überlegen zu fühlen, mediale Aufmerksamkeit zu genießen oder ein kurzzeitiges Gefühl von Kontrolle zu-rückzugewinnen. Oft widerspricht dieses Verhalten der ei-genen Ideologie:
- *Flugreisen* trotz Klimaprotest
- *Konsum* trotz Kapitalismuskritik

Fazit: Jedem Menschen sollte zugutegehalten werden, dass sein Algorithmus in kritischen mentalen Zuständen alles daransetzt, sich mit Illusionen, unlogischen Gedankengängen und noch so un-sinnigem Verhalten vor einer Depression zu schützen.

12. Selbstüberschätzung

Der König ohne Kleider

Leon war sich sicher: Er war der geborene Anführer. Zumindest sagte ihm das sein innerer Algorithmus immer wieder vor. Als er überraschend zum Geschäftsführer eines großen Unternehmens ernannt wurde, zweifelte er keine Sekunde an seinen Fähigkeiten. Warum auch? Er war überzeugt, alles im Griff zu haben.

Die ersten Monate verliefen... chaotisch. Seine Entscheidungen wirkten zufällig, Probleme türmten sich, und die Mitarbeiter schienen zunehmend nervös. Doch anstatt sich der Realität zu stellen, tat sein Algorithmus, was er am besten konnte: Er retuschierte die Realität. Leon sah sich nicht als überfordert, sondern als Visionär, dessen Genialität einfach noch nicht verstanden wurde.

Kritische Stimmen? Neider! Unzufriedene Mitarbeiter? Fehlende Loyalität! Jedes Problem erklärte er sich so, dass es nicht an ihm lag. Stattdessen umgab er sich mit Beratern, die ihm bestätigten, was er hören wollte. „Chef, Sie haben alles im Griff!" – genau das wollte sein Algorithmus hören, also akzeptierte er es als Wahrheit.

Doch die Illusion hielt nicht ewig. Nach einem katastrophalen Geschäftsjahr stand das Unternehmen kurz vor dem Bankrott. Die Mitarbeiter liefen in Scharen davon, und schließlich zog der Aufsichtsrat die Reißleine. Als man Leon mit den Zahlen konfrontierte, fiel sein Schutzmechanismus in sich zusammen. Die harte Realität ließ sich nicht mehr beschönigen.

Plötzlich fühlte er sich klein. Verloren. All die Jahre hatte ihn sein Algorithmus vor diesem Moment geschützt, ihm eine Photoshop-Version der Realität präsentiert. Doch jetzt, da die Maske fiel, sah er sich zum ersten Mal so, wie er wirklich war.

Verwirrt, aber auch befreit, verließ er das Gebäude. Vielleicht, dachte er, war es an der Zeit, nicht mehr nur an das zu glauben, was sein Algorithmus ihm vorgaukelte – sondern wirklich aus seinen Fehlern zu lernen.

Selbsttäuschung

Der *Dunning-Kruger-Effekt* beschreibt eine vom Algorithmus projizierte Selbsttäuschung. Ein klassisches Beispiel: Eine Person mit durchschnittlicher mentaler Ausstattung wird in eine Machtposition gehoben, deren Anforderungen weit über die verfügbaren Fähigkeiten hinausgehen. Würde der Algorithmus es zulassen, dass sich diese Person bewusst ihrer Unzulänglichkeit stellt, hätte dies fatale Folgen:

- Untragbare Ängste durch das Gefühl grenzenloser Überforderung
- Ein mentaler Absturz ins Bodenlose

Um dies zu verhindern, greift der Algorithmus zu einem mentalen Schutzmechanismus.

Beschönigen der Realität

Der Algorithmus sieht in diesem Fall nur eine Option:

- Die Realität wird beschönigt und notfalls immer weiter verfremdet.
- Dem Überforderten wird vorgegaukelt, er sei der Aufgabe gewachsen.
- Selbsttäuschung durch gefälschte Überzeugung: „Du schaffst das …!"

Diese Illusion verstärkt sich zusätzlich, wenn der Überforderte sein Umfeld gezielt so gestaltet, dass es seine Einbildung unterstützt – etwa durch die Auswahl von Beratern, die seine Sichtweise bestätigen.

Risiken der Selbstüberschätzung

Diese Form der Selbstüberschätzung birgt erhebliche Risiken:

- *Realitätsferne Entscheidungen:* Fehlende Orientierung an gesichertem Wissen
- *Verzerrte Wahrnehmung* der eigenen Kompetenz: Überbewertung der eigenen Fähigkeiten
- *Unvermeidliche Kollision mit der Realität:* Früher oder später wird die Diskrepanz offensichtlich

Die Leidtragenden sind – wie immer – diejenigen, die tatsächlich kompetent sind und langfristig unter den Fehlentscheidungen einer sich selbst überschätzenden Führungsperson zu leiden haben.

Das Paradoxon des Dunning-Kruger-Effekts

Der *Dunning-Kruger-Effekt* zeigt im Übrigen eine paradoxe Dynamik:

- Menschen mit geringer Kompetenz überschätzen sich oft maßlos.
- Menschen mit hoher Kompetenz neigen hingegen dazu, ihre Fähigkeiten zu unterschätzen.

Dies geschieht aus zwei gegensätzlichen Gründen:

- Inkompetente Personen sind nicht fähig, ihre eigenen Defizite zu erkennen.
- Kompetente Personen wissen, dass sie noch viel zu lernen haben.

Dieses psychologische Phänomen führt dazu, dass Menschen mit begrenztem Wissen sich oft besonders selbstsicher präsentieren – während fähige Denker Zweifel äußern und ihre eigenen Grenzen eher zu realistisch einschätzen.

Mentale „Photoshop"-Bearbeitung der Realität

Der Algorithmus nutzt Selbstüberschätzung als Schutzmechanismus, um den mentalen Pegel seines Trägers zu stabilisieren.

- Eine Art mentale „Photoshop"-Bearbeitung der Realität sorgt für ein Gefühl der Kontrolle und Kompetenz.
- Das soziale Umfeld verstärkt diese Illusion oft unbewusst, indem es die verzerrte Wahrnehmung unterstützt.

Diese *künstliche Realität* kann kurzfristig helfen, die mentale Stabilität aufrechtzuerhalten – doch langfristig birgt sie erhebliche Risiken.

Folgen und Risiken der Selbstüberschätzung

Die Folgen einer anhaltenden Selbstüberschätzung sind gravierend:

- Fehlentscheidungen mit fatalen Konsequenzen
- Realitätsferne Handlungen ohne fundiertes Wissen
- Schädigung von Mitarbeitenden, Unternehmen oder sogar ganzen Gesellschaften

Besonders gefährlich wird diese Dynamik, wenn die Überforderung nicht erkannt wird und keine Korrektur erfolgt. Diejenigen, die tatsächlich kompetent sind, tragen die Hauptlast:

- Ihre Arbeit wird behindert oder entwertet.
- Sie müssen die Konsequenzen der Fehlentscheidungen tragen.
- In extremen Fällen wird ihre Position bedroht oder sie werden kaltgestellt.

Eigene Grenzen erkennen

Um destruktive Selbstüberschätzung zu vermeiden, ist es entscheidend, dass Menschen – insbesondere in Machtpositionen – ihre eigenen Grenzen erkennen und bereit sind, sich Kompetenz zu erarbeiten oder sich durch kompetente Berater unterstützen zu lassen.

Nur wer sich der eigenen Grenzen bewusst ist, kann fundierte und realistische Entscheidungen treffen – und somit sowohl sich selbst als auch seinem Umfeld langfristig gerecht werden.

13.   Der Glaube als Mittel zur Stabilisierung

Als Noah so in der Dunkelheit saß, erschöpft und ausgebrannt, spürte er, wie seine Gedanken schwer wurden. Die Welt um ihn herum war kalt und feindselig. Jeder Ausweg schien verlegt, jeder Plan zum Scheitern verurteilt. Sein mentaler Energiepegel war am Boden – ein gefährlicher Zustand.

Doch dann geschah etwas. Tief in seinem Inneren aktivierte sich ein uraltes Programm. Eine Stimme flüsterte in seinem Kopf: „Du bist nicht allein." Eine plötzliche Wärme durchströmte ihn. Das Bild eines mächtigen, gütigen Wesens formte sich in seinem Geist – ein allwissender Beschützer, der ihm Kraft und Zuversicht gab. Noah fühlte sich nicht mehr hilflos, sondern unterstützt und getragen.

Sein Verstand, am Limit seiner Energie, griff nach diesem Rettungsanker. Mit der Vorstellung eines höheren Plans musste er nicht mehr jede Last allein tragen. Er konnte Verantwortung abgeben, den Druck reduzieren. Der Gedanke, dass jemand über ihn wachte, ließ ihn ruhiger atmen. Die Energie kehrte zurück – nicht aus einer äußeren Quelle, sondern aus seinem eigenen Inneren als Illusion des Glaubens.

War es eine Täuschung? Vielleicht. Aber in diesem Moment war das nicht wichtig. Es funktionierte. Und genau das war die eigentliche Kraft hinter dem Algorithmus: eine mentale Stütze in Zeiten der mentalen Schwäche. So war es seit Anbeginn der Menschheit gewesen – und so würde es bleiben.

Der Glaube

In kritischen Momenten aktiviert der Algorithmus ein uraltes, bewährtes und mächtiges Urprogramm: den Glauben an die Unterstützung „höherer Mächte". Diese fiktive Hilfe versorgt den Menschen mit dringend benötigter mentaler Energie, da er sich durch eine solche Macht gestärkt und beschützt fühlt.

Darüber hinaus ermöglicht die Vorstellung eines allwissenden und mächtigen Beschützers eine Einsparung mentaler Ressourcen, da weniger Energie für Selbstverantwortung aufgewendet werden muss. In Zeiten mentaler Erschöpfung kann es eine enorme Erleichterung sein, die eigene, nicht mehr leistbare Orientierung einem externen Schutzpatron zu überlassen. Gleichzeitig bieten die damit verbundenen Glaubensregeln einen stabilen Verhaltensrahmen, der energiezehrende Denk- und Entscheidungsprozesse reduziert.

Gott als Fiktion und mentale Stütze

Ein allmächtiger Gott ist eine Fiktion, die als „Glaube" im Algorithmus installiert und seit Urzeiten fest verankert ist. Dass es sich lediglich um eine Vorspiegelung des Algorithmus handelt, die nur im eigenen Gehirn existiert, bleibt dem „Gläubigen" verborgen. Seine „eingebildete" Unterstützung wirkt für ihn absolut real – warum sollte er auch daran zweifeln? Die hilfreiche Wirkung scheint doch Beweis genug für Gottes Einfluss zu sein!

Ob Gott oder Guru, Esoterik oder Globuli – wenn im bedenklichen mentalen Tiefstand keine Aussicht auf einen realen Energiezufluss besteht, bleibt dem Algorithmus nichts anderes übrig, als eine solche Unterstützung eben vorzuspiegeln. Er simuliert eine Art „Kredit an mentaler Energie", den er bei einer höheren Macht aufnimmt.

Gott als Rettungsanker

Die Vorstellung der Hilfe einer höheren Macht ist ein seit Urzeiten installierter Rettungsanker, der bei einem bedrohlichen mentalen Tiefstand zwangsläufig aktiviert wird. Am wirksamsten erscheint die Illusion in Form einer väterlichen Figur, bei der sich der Bedürftige geborgen fühlen kann. In kritischen Situationen – sei es ein Sturm auf hoher See oder eine Gerichtsverhandlung – wähnt sich selbst der Ungläubigste in „Gottes Hand".

Logische Rechtfertigung

Doch wie lässt sich diese unterstützende Fiktion logisch rechtfertigen, wenn der mentale Pegel steigt und der Verstand wieder einsetzt? Niemand kann erklären, wo sich Gott aufhält und warum er als angeblich „menschenfreundlich" die alltäglichen Gräueltaten auf der Welt zulässt. Zudem erscheint es nach menschlichem Denken logisch, dass für Gottes Hilfe eine Gegenleistung erforderlich ist – eine Art Zins für den „mentalen Kredit", beispielsweise durch Wohlverhalten in einem „gottgefälligen Leben" nach den Vorschriften z.B. der Bibel oder des Korans.

Die Versuchung eines Handels

Doch woher stammen diese Anweisungen, wenn der Glaube nur ein fiktives Konstrukt ist? Die einzige Möglichkeit bleibt, kritiklos auf alte Schriften zurückzugreifen, in denen das göttliche Wirken mit der Einhaltung damals formulierter Gebote verknüpft wurde – eine „gute" Gelegenheit, beim Formulieren oder Übersetzen Fehler in Kauf zu nehmen oder Fremdinteressen und eigene Ideologien einfließen zu lassen.

Der Glaube als kollektive Illusion

Der vom Algorithmus inszenierte Glaube an eine helfende Instanz verstärkt sich in seiner unterstützenden Wirkung erheblich, wenn viele Menschen in derselben mentalen Lage dieselbe Vorspiegelung erleben. Daraus entstehen religiöse Bewegungen mit eigenen Grundsätzen und Regeln. Ein solcher Zusammenschluss hat den

Vorteil, dass Menschen mit gleichem Glauben enger zueinander finden und ihr soziales Verhalten gefördert wird.

Gefahren des Glaubens

Doch der Glaube allein kann den mentalen Mangel nicht heilen. Sollte der mentale Pegel nicht genügend ansteigen oder auf Dauer weiter sinken, setzen sich weitere Urprogramme in Gang: Der Glaube wird zur Abgrenzung und Machtausübung missbraucht: Menschen halten sich ohne Grund für „auserwählt" und versuchen, andere zu missionieren oder gar gewaltsam zu zwingen, sich dem gleichen Glauben anzuschließen. In diesem Stadium wird Religion zur Machtfrage.

Wie stark das Urprogramm „Gottesglaube" uns geprägt hat, zeigt sich darin, dass auch in unserem angeblich aufgeklärten Zeitalter der „Glaube an irgendetwas" weiterhin stark verbreitet ist. Die Verantwortung wird allzu gerne „höheren Mächten" überlassen.

Die Rolle der Vernunft und des Denkens

Dem mentalen und geistigen Tiefstand ist nur mittels Vernunft und aktivem Denken in Gegenwart und Zukunft zu entkommen. Doch wenn der mentale Pegel stark abgesunken ist, bleibt oft nur noch die Orientierung an alten, fragwürdigen Glaubensvorschriften als letzter Halt.

Stillstand durch Glaubenskonstrukte

Keine fortschrittlichen Gedanken, keine Strategie für eine nachhaltige Zukunft der Menschheit – stattdessen starre, überholte Glaubenskonstrukte, die vorschreiben, was man angeblich tun oder lassen sollte. Oft geschieht dies ohne Rücksicht auf die Natur und Kultur des Menschen, die Evolution seiner Eigenschaften und Fähigkeiten oder die Eigenarten der Geschlechter.

Aggressiver Glaube

Ein niedriger mentaler Pegel macht im Übrigen überempfindlich. Schon kleine Unterschiede in der Glaubensauffassung können dazu führen, die eigene Sicht aggressiv oder gar militant gegen „Ungläubige" oder „weniger Fromme" zu verteidigen. Viele dieser Strömungen eint die rücksichtslose Bekämpfung von Zweiflern oder Kritikern, die den Glauben als unverzichtbaren mentalen Notanker infrage stellen.

Fazit: Als bewusst abrufbares Urprogramm kann der „Glaube" in kritischen Situationen helfen, mentale Energieverluste abzufedern und Panik zu verhindern. Doch wenn Religionen als alleinige Machtprinzipien etabliert werden und auf „Glauben" statt auf „Wissen und Verstehen" gründen, können sie die geistige Entwicklung des Menschen erheblich hemmen und – als aggressive Ideologie – immensen Schaden anrichten.

14. Homöopathie

Die Heilkraft des Glaubens

Marlene saß in der Praxis und beobachtete, wie der Arzt kleine Kügelchen aus einer Dose schüttete. „Hochpotenziert", sagte er mit sanfter Stimme, „dieses Mittel wird Ihnen helfen." Sie nickte. Ihr Kopf pochte, ihre Glieder fühlten sich schwer an. Kein Medikament hatte bisher geholfen, doch hier, in diesem Moment, spürte sie etwas Neues – Hoffnung.

Die winzigen weißen Globuli lösten sich auf ihrer Zunge auf, kaum anders als Zucker. Ihr Verstand sagte ihr, dass kein echter Wirkstoff mehr enthalten sein konnte, doch etwas viel tiefer in ihr wollte es glauben. Sie hatte es schon einmal erlebt: Der bloße Gedanke, dass ihr geholfen wird, ließ sie sich besser fühlen.

War es die Methode? Das Ritual? Die ruhige Stimme des Arztes? Oder einfach das Wissen, dass jemand sich um sie kümmerte? Ihr mentaler Pegel, der so lange darniederlag, begann sich zu erholen. Ihre Anspannung ließ nach, der Druck in ihrem Kopf schwand.

Sie erinnerte sich an ihren Großvater, der immer einen Talisman in der Tasche trug. „Er schützt mich", hatte er gesagt. Marlene lächelte. Vielleicht war es gar nicht so anders. Der Glaube allein reichte aus, um das mentale Gleichgewicht wiederherzustellen.

Draußen vor der Praxis atmete sie tief durch. Noch war sie nicht gesund – aber sie fühlte sich besser. Und das war der erste Schritt.

Glaube als zentrale Komponente

Hohe Potenzen? Verdünnen, bis fast kein Wirkstoff mehr in der Flasche sein kann? Schütteln und auf Leder schlagen? Das Wasser speichert die Information des Heilmittels?

Eine skurrile Geschichte mit einer Prise Show gehören zu jedem Glauben. Ob Talisman, Aberglauben oder Weltraum-Energie, wichtig ist nicht die Wissenschaft, sondern der Glaube an die Wirkung. Der Algorithmus setzt den „Glauben" als fiktive, aber höchst wirksame Art der Gewinnung mentaler Energie aus dem Nichts als bewährtes Urprogramm ein. Man kann an so ziemlich alles glauben ... Auch die Homöopathie spricht diesen tief verankerten Programmteil „Glauben" unmittelbar an und es scheint, als aktiviere ein tiefer mentaler Pegel das hilfreiche Urprogramm, ob man nun will oder nicht. Allein das Gefühl, dass *etwas getan wird*, lässt unmittelbar mentale Energie zufließen. Ein Gespräch mit dem Arzt, dem man vertraut, hilft oft mehr als ein Medikament und hebt den mentalen Pegel an. Und mit einem erhöhten mentalen Pegel sinkt der Stresslevel, das Immunsystem springt an und wehrt Krankheiten wirksamer ab als zuvor.

Fazit: Fachgerecht praktizierte Homöopathie hilft

Der Verstand, der dagegen argumentieren könnte, ist durch die kritische mentale Lage längst heruntergefahren. Daher erscheint es fragwürdig, über Einbildung, Placebo-Effekte, Sinn oder Unsinn der Homöopathie vom „streng wissenschaftlichen" Standpunkt aus zu urteilen: Denn die Methoden sind wissenschaftlich tatsächlich nicht nachvollziehbar – wenn man vergisst, die *höchst wirksamen Urprogramme* und den sie auslösenden niedrigen mentalen Status zu berücksichtigen.

Sobald der Pegel an mentaler Energie tief genug gesunken ist, treten zwangsläufig diese Urprogramme auf den Plan mit dem unbedingten Ziel, die Lage zu stabilisieren: Es wird etwas gemacht... Die Praxis zeigt: *Es hilft ja wohl wirklich!*

15. Soziale Beziehungen

Der unsichtbare Strom

Carlo lehnte sich in seinem Lieblingscafé zurück und beobachtete die Menschen um ihn herum. Neben ihm saß seine beste Freundin Lea, die ihm lachend eine Geschichte erzählte. Er spürte, wie seine Anspannung nachließ, wie die Schwere des Tages langsam von ihm abfiel.

Es war merkwürdig – er hatte nichts Materielles gewonnen, keine Aufgabe erledigt, keine Probleme gelöst. Und doch fühlte er sich plötzlich leichter, energievoller. Lea war eine seiner wichtigsten Energiequellen. Ihre Worte, ihr Lachen, ihr ehrliches Interesse an seinem Leben füllten einen unsichtbaren Speicher in ihm auf.

Er dachte an seinen Großvater, der immer sagte: „Ein Mensch allein kann nicht leuchten." Damals hatte Carlo es nicht verstanden. Doch heute wusste er: Beziehungen waren wie Stromkreise. Sie mussten geschlossen sein, damit die Energie fließen konnte. Wenn man nur gab, ohne etwas zurückzubekommen, fühlte man sich irgendwann ausgelaugt. Und wenn man nur nahm, ohne zu geben, verkümmerten die Verbindungen.

Er dachte auch an die Schattenseiten. Wie oft hatte er in einer Beziehung ausgehalten, obwohl sie ihm mehr Energie nahm, als sie gab? Wie oft hatte er sich an Menschen geklammert, nur aus Angst, ohne sie noch schwächer zu sein?

Er nahm einen Schluck Kaffee und sah Lea an. „Danke, dass du da bist," sagte er einfach. Sie lächelte. Der Stromkreis war geschlossen.

Die Bedeutung sozialer Beziehungen

Um den mentalen Energiepegel aufrechtzuerhalten, sucht der innere Algorithmus nach weiteren Energiequellen – insbesondere im

Bereich sozialer Beziehungen. Diese reichen vom Lebenspartner über Nachkommen, Verwandte, Freunde und Kollegen bis hin zu emotionalen Bindungen an Tiere oder sogar Gegenstände.

Manchmal kann die Beziehung zu einem geliebten Objekt, wie einem schicken Oldtimer, stärker sein als zu manchen Menschen. Auch bestimmte Kleidungs- oder Schmuckstücke können als mentale Anker dienen und allein durch ihren Anblick einen Energiezufluss auslösen. Doch die Bindung an lebendige Wesen – insbesondere an Haustiere – kann eine ganz andere, tiefere Dimension erreichen.

Stabilität durch ausgewogene soziale Bindungen

Freiwillige Bindungen zwischen Menschen bleiben stabil, solange der Energiefluss von Geben und Nehmen in der Gemeinschaft einigermaßen ausgeglichen ist und keiner der Bindungspartner mental „leerläuft". Dabei ist nicht entscheidend, in welcher Form diese mentalen Zuwendungen erfolgen – vielmehr zählt das *gefühlte* Gleichgewicht.

Gerät dieses jedoch aus dem Lot, entstehen früher oder später Probleme – sei es durch übermäßigen Egoismus, veränderte Lebensausrichtungen oder sogar Trennungen.

Oftmals hält die Angst vor einem drohenden Energieverlust selbst belastende Beziehungen aufrecht. Auch wenn diese längst mehr Energie rauben als geben, fällt es schwer, sich zu lösen – aus Furcht, sich ohne diese Verbindung noch schwächer zu fühlen. Doch wer langfristig in einem solchen Ungleichgewicht verharrt, riskiert einen kontinuierlichen mentalen Energieverlust, der auf Dauer nicht mehr zu kompensieren ist.

16.   Der Pakt zwischen Mensch und Tier

Maria lehnte sich in ihrem Sessel zurück und sah zu, wie sich ihr Hund Bruno wohlig auf seinem Platz zusammenrollte. Sein gleichmäßiges Atmen erfüllte den Raum mit einer beruhigenden Präsenz. Sie lächelte. Seit er bei ihr war, fühlte sich ihr Zuhause nicht mehr so leer an.

Es war ein stiller Deal zwischen ihnen – er schenkte ihr Gesellschaft, Treue und ein Gefühl von Geborgenheit. Sie sorgte für sein Futter, seine Sicherheit und ein warmes Zuhause. Ein fairer Tausch? Vielleicht. Oder doch eine Einbahnstraße?

Sie dachte daran, wie er morgens erwartungsvoll an der Tür stand, bereit für den Spaziergang. Bruno brachte sie in Bewegung, ließ sie mit anderen Hundehaltern ins Gespräch kommen. Er war für sie mehr als nur ein Tier, er war eine bedeutende Quelle mentaler Energie.

Aber war es richtig? War es fair, ihm seine Freiheit zu nehmen, ihn mit Kommandos zu lenken, ihn nach ihren Regeln leben zu lassen? Sie seufzte. Vielleicht war es eine Form der Abhängigkeit, eine sanfte Version von Sklaverei. Oder vielleicht war es genau das, was auch er wollte – eine sichere Existenz in einer Welt, in der das Überleben nicht ständig auf dem Spiel stand.

Bruno hob den Kopf, sah sie mit warmen Augen an und wedelte müde mit dem Schwanz. Dann legte er sich wieder hin, zufrieden und geborgen. Maria streichelte sanft sein Fell.

„Vielleicht sind wir beide einfach glücklicher so," flüsterte sie.

Sozialpartner Tier

Trennungsängste lassen sich vermeiden, wenn der „Sozialpartner" ein Tier ist – ein Lebewesen, das als „Besitz" betrachtet wird und dessen Handlungs- sowie Bewegungsfreiheit stark eingeschränkt ist.

Ein Haustier, beispielsweise ein Hund, kann seinem Halter viel mentale Energie vermitteln: kuscheln, wann immer Herrchen oder Frauchen es möchte, regelmäßige Spaziergänge an der frischen Luft, die soziale Kontakte mit anderen Hundehaltern fördern, und nicht zuletzt das Gefühl von Dominanz und Kontrolle durch Kommandos wie „Sitz!" oder „Platz!".

Kosten und Nutzen

Die Haltung eines Tieres bringt erhebliche Einschränkungen mit sich – weniger Flexibilität bei Reisen, ein höherer finanzieller Aufwand und oft auch ein Schlafplatz im (Ehe-)Bett inklusive. Dennoch wird all das in Kauf genommen, da das Haustier eine verlässliche Quelle mentaler Energie darstellt. Die emotionale Bindung kann mitunter stärker sein als jene zu Menschen – für manche ist ihr Hund buchstäblich ihr Ein und Alles.

Das Entscheidende dabei: Ein Tier kann nicht weglaufen wie ein Mensch. Es ist von seinem Halter abhängig – in gewisser Weise leibeigen.

Die ethische Debatte

Ein Haustier ist stets fremdbestimmt: Seine Bewegungsfreiheit wird eingeschränkt, sein natürlicher Jagdtrieb unterdrückt und seine Ernährung von Menschen vorgegeben. Vegetarisches Futter für eine Katze? In der Natur würde sie Mäuse jagen und im Ganzen fressen – nur das entspricht ihrem biologischen Bedarf.

Doch die Grenzen zwischen Fürsorge und Kontrolle verschwimmen. Kastration, um Tiere leichter zu handhaben, Modetrends, die zu gesundheitsschädlichen Qualzuchten führen – all das zeigt, dass die Bedürfnisse des Tieres oft hinter denen des Menschen zurückstehen müssen.

Tierfreund oder Sklavenhalter?

Manche behaupten, dass Haustiere vom Menschen systematisch ihrer mentalen Energie beraubt werden, um ihrem Halter als emotionale Stütze zu dienen – eine Form moderner Sklavenhaltung. Ein wahrer Tierfreund, so die Kritiker, unterstütze Tiere in ihrem natürlichen Lebensraum und zwänge sie nicht in ein domestiziertes Dasein an der Leine oder im Käfig.

Der Deal zwischen Mensch und Hund

Aus der Perspektive eines Hundes könnte man die Beziehung zum Menschen jedoch als einen Jahrtausende alten Pakt betrachten: Im Austausch für ein geschütztes Leben muss er einen Teil seiner Freiheit aufgeben. Er wird nicht mehr von Raubtieren gejagt, muss keine Nahrung mehr selbst erbeuten, leidet nicht unter Kälte oder Krankheiten. Dafür folgt er den Regeln seines Halters – ein Kompromiss, der für beide Seiten Vorteile bietet.

17.   Das Prinzip „Sündenbock"

Der Algorithmus und das Prinzip „Sündenbock"

Der Algorithmus unseres Gehirns hat über Jahrtausende hinweg aus kritischen Situationen gelernt und hält wohlerprobte Verhaltensweisen bereit, um den mentalen Pegel notfalls auch mit Nachdruck und auf Kosten anderer zu stützen. Wenn die mentale Energie nicht selbst erarbeitet werden kann, müssen eben andere dafür herhalten. Selbstversorger werden zu unsozialen „Energieräubern" nach dem Prinzip „Sündenbock".

Gerechtigkeit im Staub

Der Wind trieb trockenen Sand durch die staubigen Straßen von Silver Creek, als die Nachricht sich wie ein Lauffeuer verbreitete: Jim Harper wurde hinterrücks erschossen!
Die Dorfbewohner standen in Gruppen zusammen, tuschelten aufgeregt. Angst und Wut machten sich breit. Ein feiger Mord – das konnte nicht ungesühnt bleiben!
Sheriff McAllister trat aus seinem Büro, den Blick ernst. Er kannte das Spiel. Es brauchte eine Lösung – und zwar schnell! Zu viele aufgebrachte Männer und Frauen, zu viele schreckgeweitete Augen. Wenn nicht schnell „Gerechtigkeit" geschaffen und diese tiefe mentale Delle ausgebügelt würde, könnte es Unruhen geben und seine Wiederwahl gefährdet sein.
Er ließ seinen Blick über den Marktplatz schweifen. Da stand Miguel, der schweigsame Fremde aus Mexiko, der sich seit Wochen mit Gelegenheitsarbeiten über Wasser hielt. Und dort, am Brunnen, saß der alte Hank, der Trinker, den niemand so recht mochte. Einer von ihnen würde reichen.
„Ich weiß, wer es war!", rief McAllister und packte Miguel am Arm. „Ich habe ihn gestern mit Harper streiten sehen!"

Ein Raunen ging durch die Menge. Jemand schrie: „Er muss hängen!" Die Entscheidung war gefallen.
Eine Stunde später schwankte der Galgen im heißen Wüstenwind. Die Menge jubelte, die Gefahr war gebannt und der mentale Pegel des Dorfes stieg wieder auf seine gewohnte Höhe, und sogar etwas darüber: Die Gerechtigkeit hatte wieder einmal gesiegt...
Sheriff McAllister wandte sich um und ging zurück in sein Büro. Der Seelenfrieden war wiederhergestellt, die Akte geschlossen – ob es den Richtigen getroffen hatte, was sollte das schon für eine Rolle spielen?

Warum so schnell?

Ein schlagartiger mentaler Einbruch kann in kritische mentale Tiefstände führen und sollte so schnell wie möglich wieder kompensiert werden. Daher bringt die besonders schnelle Machtausübung als Rache den Geschädigten besonders viel mentale Energie.
Ob der Gehängte auch tatsächlich der Mörder war, spielt beim Prinzip „Sündenbock" *keine große Rolle* – wichtig ist nur, dass durch das Opfern eines Einzelnen oder einer Gruppe von Personen der Pegel vieler anderer *schnell* wieder angehoben wird. Je radikaler und unmenschlicher der Umgang mit dem Sündenbock, desto größer ist der mentale Zufluss für die verunsicherte und rachsüchtige Menge.
Ganze Gesellschaften erliegen allzu leicht dem kollektiven Urprogramm „Sündenbock" und steigern sich erschreckend schnell in einen blinden Fanatismus hinein.

Historische Beispiele für das „Sündenbock-Prinzip"

Im Mittelalter, als Epidemien die Bevölkerung heimsuchten, fehlten den Menschen die nötigen mentalen Fähigkeiten und das wissenschaftliche Verständnis, um die Ursachen solcher Krankheiten zu ergründen und ihnen wirksam zu begegnen. In ihrer Verzweiflung suchte die Gesellschaft nach Sündenböcken, um ihre Ängste und Existenznöte zu kanalisieren und eine Art Kontrolle oder Erklärung für das Unheil zu finden.

Ungewöhnliche Menschen – sei es durch ihr Aussehen, ihren Glauben, ihr Verhalten, besondere Kenntnisse oder andere Merkmale – gerieten schnell unter Verdacht. Rothaarige, die durch ihre seltene Haarfarbe auffielen, galten oft als Hexen und wurden mit dem Teufel in Verbindung gebracht. Der Aberglaube und die kollektive Angst führten dazu, dass sie für Epidemien und Hungersnöte verantwortlich gemacht wurden.

Die Vorstellung, dass diese "Hexen" durch dunkle Kräfte Verderben über die Menschen gebracht hätten, bot eine willkommene, scheinbar plausible Erklärung für alles Unheil. In den Augen des Volkes raubten ihnen die Hexen durch die Krankheit oder die Katastrophe mentale Energie, um sich diese – mit dem Teufel im Bunde – selbst einzuverleiben.

Die Verfolgung und Bestrafung dieser vermeintlichen Hexen wurden als Akt der Gerechtigkeit betrachtet, um das Unrecht eines solchen Raubes zu sühnen und durch die gerechtfertigte Rache das Gleichgewicht wiederherzustellen.

Das Prinzip „Sündenbock" in der modernen Gesellschaft

Früher und auch heute noch erklären manche Regierungen bei „sozialer Instabilität", dem kritisch niedrigen Energiepegel ihrer Gesellschaft, zum eigenen Machterhalt eine Minderheit oder ein anderes Land zum Sündenbock und beginnen manchmal sogar einen Krieg, angeblich, um die „Wurzel allen Übels" auszurotten, in Wirklichkeit jedoch, um sich selbst zu retten.

Das Sündenbock-Prinzip im Alltag

Überraschend, wie schnell auch im täglichen Leben die „Sünden-bock-Strategie" greift: Der Autoschlüssel ist weg! Spontaner Ge-danke: Sicherlich hat der Kleine damit gespielt und ihn irgendwo in der Wohnung versteckt. Tagelang wird die Wohnung durchsucht und nichts gefunden. Erst nach Tagen wird der Schlüssel in einer eigenen Jackentasche entdeckt.

Der tief verankerte Programmteil „Sündenbock"

Jeder Mensch trägt den unbewussten, aber äußerst effizienten Programmteil „Sündenbock" in sich – mal stärker, mal schwächer ausgeprägt. Wenn seine Auswüchse ungestraft bleiben oder von der Mehrheit mitgetragen werden, genügt oft eine Kleinigkeit, um eine regelrechte Lawine auszulösen.

Doch wie könnte man ohne dieses Prinzip den mentalen Energie-verlust so schnell und effektiv ausgleichen? Was gibt es „Besseres", als die Schuld an einem Missgeschick einem Menschen, einem Tier oder sogar einem Gegenstand zuzuschreiben? Wer hat nicht schon einmal frustriert gegen sein Fahrrad getreten, als der Reifen plötz-lich platt war?

Das „Sündenbock-Prinzip" als Notfallstrategie

Sind wir diesem unbewussten Mechanismus tatsächlich schutzlos ausgeliefert? Schließlich greift das Sündenbock-Prinzip immer dann, wenn der mentale Energiepegel kritisch absinkt. In solchen Momenten setzt es sich vehement durch – zur Not mit Lüge, Täu-schung oder sogar Gewalt –, um das angeschlagene System ir-gendwie stabil zu halten.

Besonders in sozialen Medien ist diese Strategie längst zur Norma-lität geworden: Abwerten, Mobbing und öffentliche Demütigung sind dort an der Tagesordnung. Hatten wir den gesellschaftlichen

Sündenbock nicht längst hinter uns gelassen? Anscheinend nicht –
denn wenn mentale Energie fehlt, kehrt er unweigerlich zurück.

Die gesellschaftliche Verantwortung

Die Schuld für das gesellschaftliche Wiedererstarken des Sünden-
bock-Prinzips mag auch bei Einzelnen liegen, sicher aber in einer
verunsicherten, orientierungslosen Gesellschaft, die aus Bequemlichkeit und Feigheit ihre eigenen Werte nicht konsequent gegen
extreme Randgruppen jeglicher Art verteidigt. Wenn eine Gesellschaft ihre Prinzipien nicht schützt, kann sie dem zutiefst unsozialen Sündenbock-Prinzip keinen Einhalt gebieten.

Ethik

Solch grundlegende Fragen zu Moral, Ethik und gesellschaftlichem
Zusammenhalt gehören in die Hände eines wissenschaftlich-
demokratischen Diskurses – nicht in die eines wütenden Mobs
oder radikaler „Sündenbock"-Fanatiker.

18. Selbstaufopferung bei sehr niedrigem Pegel

Das Reich der Schatten

David wusste nicht genau, wann es angefangen hatte. Vielleicht war es, als sein Geschäft scheiterte. Oder als seine Freundin ihn verließ. Oder als er eines Morgens aufwachte und nicht mehr wusste, wozu er überhaupt noch aufstehen sollte.

Sein mentaler Energiepegel war im freien Fall. Erst hatte er noch versucht, sich zu motivieren, sich einzureden, dass es wieder besser würde. Doch irgendwann hörte er auf zu kämpfen. Es war leichter, sich selbst die Schuld zu geben. Vielleicht war er einfach nicht gut genug. Vielleicht hatte er es nicht verdient, glücklich zu sein.

Nach und nach gab er sich auf. Seine eigenen Bedürfnisse? Unwichtig. Seine Meinung? Überflüssig. Er klammerte sich an äußere Stimmen, an Menschen, die ihm sagten, was er tun sollte. Es war einfacher, sich führen zu lassen, als selbst Entscheidungen zu treffen. Und wenn ihm jemand erklärte, dass er für das Leid der Welt verantwortlich sei, glaubte er selbst solchen Unsinn. Er tauchte ein in eine Welt der Selbstbeschuldigung, wo jedes Problem irgendwie auf ihn und seinesgleichen zurückzuführen war.

Es dauerte nicht lange, bis er Gleichgesinnte fand. Menschen, die ebenso leer und erschöpft waren. Gemeinsam suchten sie nach Schuldigen – nicht nach Lösungen. Sie lebten von der Empörung, weil sie keine Energie mehr hatten, um selbst etwas zu verändern. Die Vergangenheit wurde zur Waffe, Geschichte zur Rechtfertigung für immer neue Anklagen.

Doch eines Tages, inmitten einer hitzigen Diskussion über historische Ungerechtigkeiten, stellte jemand eine einfache Frage: „Und jetzt? Was tun wir, außer Schuld zu verteilen?" – Stille.

David spürte, wie etwas in ihm aufbrach. Hatte er sich so sehr in der Vergangenheit verloren, dass er die Gegenwart vergessen hatte? War sein Sündenbock-Denken nur eine Notlösung, um sich nicht mit seiner eigenen Leere auseinandersetzen zu müssen?

Kapitulation

Was geschieht, wenn der mentale Energiepegel noch weiter sinkt und mit ihm Selbstwertgefühl, innere Kraft und Überlebenswille nahezu vollständig verloren gehen? In einem extrem niedrigen Energiestatus bleibt dem Algorithmus oft keine andere Wahl, als zu kapitulieren – und sich damit selbst als „Sündenbock" anzubieten.

Der Betroffene macht sich klein, stellt seine eigenen Vorstellungen und Bedürfnisse zurück und gibt schließlich seine ureigenen Interessen auf. Er unterwirft sich äußeren Einflüssen, sucht verzweifelt nach Führung durch mächtigere, ihn beschützende Kräfte – selbst auf Kosten seiner Freiheit und Selbstbestimmung. Denn in seinem hoch defizitären Zustand hat er die Fähigkeit zur Selbstbestimmung längst verloren. Aus äußerer Sicht mag es freiwillig wirken, doch in Wirklichkeit wird er von Angst und innerem Zwang in eine Art Sklavenstatus gedrängt.

Für eine Gesellschaft ist ein solcher kollektiver Zustand ein Zeichen des Scheiterns: Ein mental erschöpftes Kollektiv verliert die Fähigkeit, eigene Ziele zu formulieren, sich weiterzuentwickeln und zu behaupten. Besonders gefährlich wird dies, wenn Führungspersonen in einem Zustand der Selbstaufgabe ihre Anhänger mit ins Verderben reißen – ähnlich einem erweiterten Suizid. Die Geschichte zeigt zahlreiche Beispiele, in denen politische Systeme genau dieses Verhalten zeigten.

Selbstbeschuldigung

Ein deutliches Zeichen für mentale Kapitulation ist die systematische Selbstbeschädigung: das permanente Sich-selbst-Beschuldigen und die Übernahme von Verantwortung für alles – auch für Entwicklungen und Ereignisse, auf die man keinerlei oder höchstens minimalen Einfluss hatte.

Wer sich im „Baden in der eigenen Schuld" verliert, verliert auch die Fähigkeit zur nüchternen Analyse. Fakten, historische Vergleiche oder Ursachenforschung geraten in den Hintergrund. Die Vergangenheit lässt sich nicht ändern – ihre Deutung jedoch kann aus Angst oder Ideologie manipuliert und „modifiziert" werden.

Doch aus Geschichte sollte man lernen. Die entscheidende Frage lautet: Welche Fehler führten in die Krise – und welche Maßnahmen verhindern ihre Wiederholung? Doch genau diese vorsorgende Reflexion bleibt oft aus, weil tief verankerte Urprogramme bei einem starken Mangel an mentaler Energie unbewusst das Denken lähmen.

Die „Schuldkultur"

Eine „Schuldkultur" bietet keine Lösung – insbesondere dann nicht, wenn sie tatsächliche Verhältnisse und Ursachen ignoriert. Ist der mentale Energiepegel erst einmal tief genug gesunken, helfen weder Fakten noch historische Kontexte. Stattdessen wird das „Schuldfähige" herausgefiltert und präsentiert – nicht aus objektiven Gründen, sondern zur Befriedigung einer ideologisch geprägten „Schuldkultur".

Geschichte als Werkzeug des Sündenbock-Prinzips

Geschichte sollte nicht als einseitiges, ideologisch verzerrtes Instrument missbraucht werden, um heutige Generationen für vergangene Ereignisse in Haftung zu nehmen. Das Sündenbock-Prinzip ist jedoch eine verlockende mentale Strategie: Anderen Schuld aufzubürden ist energetisch effizient – es entzieht ihnen mentale Kraft und stärkt gleichzeitig den eigenen mentalen Status.

Ein Beispiel für diese Dynamik findet sich in Teilen der Wokeness-Bewegung. Hier könnte man argumentieren, dass ein niedriger mentaler Energieniveau der „Woken" dazu führt, dass archaische Sündenbock-Mechanismen reaktiviert werden. Die Demonstration moralischer Überlegenheit und die öffentliche Benennung vermeintlicher Schuldiger dienen als Mittel, um den eigenen inneren mentalen Status zu stabilisieren.

Dieses Verhalten folgt einem tief verankerten Mechanismus: Vergangene Ungerechtigkeiten in den Fokus zu rücken, lenkt von einer Auseinandersetzung mit der Gegenwart ab. Die Herausforderung besteht darin, Geschichte als Lernquelle und nicht als Werkzeug der Schuldzuweisung zu nutzen – eine Aufgabe, die vor allem eine bewusste Reflexion über eigene Motive und Denkmuster erfordert.

Konstruierte Schuld

Es ist mühselig, ständig neue Sünden bei anderen aufzudecken – gäbe es nicht bequemere Wege, um Schuld zuzuweisen? Die Ideologie des Postkolonialismus bietet eine solche Abkürzung: Sie konstruiert eine pauschale Schuld des Westens gegenüber dem globalen Süden. Der weiße Mensch wird hierbei grundsätzlich als rassistisch und schuldbeladen betrachtet.

Wie entstehen solche Denkmuster? Führen uns unsere tief verankerten Urprogramme in die Irre? Sobald mentale Energie fehlt und keine neuen Zuflüsse in Sicht sind, greift der Notmechanismus des Algorithmus: „Rette, was zu retten ist – um jeden Preis."

In diesem Zustand wird die Realität verzerrt, objektives Denken weicht irrationalen Mustern, und das Verhalten orientiert sich nicht mehr an der Realität. Langfristig ein Irrweg und höchst gefährlich.

Fazit: Eigentlich sind Urprogramme dazu gedacht, den Menschen in kritischen Situationen zu unterstützen. Doch können sie auch bewusst instrumentalisiert werden? Tatsächlich bedienen sich Einzelne und Interessengruppen gezielt dieser Programme: Sie schüren Angst, um Menschen in einen mentalen Mangelzustand zu versetzen und dadurch manipulierbar zu machen. Der Mensch ist weder durchgehend „gut" noch „böse" – er verhält sich so, wie es die aktuelle Situation erfordert. Der eine wird im Defizit schneller unsozial als der andere.

19.   Aggression und Macht

Die Spirale der Macht

Lukas saß in der dunklen Ecke der Bar, die Hände um sein Glas geklammert. Der Abend hatte harmlos begonnen – ein paar Drinks, ein paar Witze, doch jetzt lag Spannung in der Luft. Er spürte es. Die Blicke, die sich kreuzten, die unterschwellige Aggression, die nur auf einen Funken wartete.

Er selbst war ausgelaugt, sein Kopf schwer. Sein Job war die Hölle, sein Konto im Minus, sein Stolz längst angeknackst. Und dann dieser Typ am Tresen, der ihn dumm von der Seite ansah. Glaubt er, er kann mich kleinmachen?

Er stand auf, stieß gegen einen Stuhl. Ein Wortgefecht entbrannte. Dann kam das erste Schubsen, die ersten erhobenen Stimmen. Der Alkohol, die Anspannung – es war, als würde er fremdgesteuert handeln. Eine Faust traf sein Gesicht, Schmerz durchzuckte ihn, aber mit ihm kam etwas anderes: ein Rausch, ein Adrenalinschub, ein brennender Funke, der ihn plötzlich wach machte.

Mit einem wütenden Schlag brachte er seinen Gegner zu Boden. Plötzlich war da Respekt. Die Blicke hatten sich verändert. Er war nicht mehr der Verlierer – er hatte die Oberhand: Macht.

In diesem Moment fühlte er es. Macht war Energie. Und er wollte mehr davon.

Die Tage danach verliefen anders. Er ging aufrechter, sprach lauter. Er merkte, wie sich Menschen nach ihm richteten, wie sie sich ihm unterordneten. Die neue Dominanz gab ihm etwas zurück, das ihm lange gefehlt hatte: Kontrolle.

Doch je mehr er nahm, desto größer wurde seine Angst, es wieder zu verlieren. Er musste wachsam sein, durfte keine Schwäche zeigen. Ein Fehltritt, eine Niederlage – und alles wäre dahin. So begann er, andere zu testen, ihre Loyalität auf die Probe zu stellen.

Wer hinterfragte ihn? Wer folgte ohne Widerstand? Wer war ge-
fährlich? Mit jedem Schritt wuchs seine Macht – und mit ihr sein
Misstrauen.
Bis zu dem Abend, als jemand zurückschlug. Eine jüngere, stärkere
Version von ihm. Lukas taumelte, der Boden schwankte unter sei-
nen Füßen. War's das?
Sein Blick wanderte durch den Raum. Die Gesichter hatten sich ver-
ändert. Keine Bewunderung mehr. Nur kalte Gleichgültigkeit. Macht
war ein leeres Versprechen – und er war der Letzte, der es begriff.

Was tun?

Der mentale Algorithmus hat sich nach Kräften bemüht, doch seine bisherigen Maßnahmen konnten den niedrigen Energiepegel
nicht wieder anheben. Nun steht eine grundlegende Entscheidung
an: Wie geht es weiter in einer Situation der Überforderung und
Aussichtslosigkeit? Mit einem leeren mentalen Konto?

- Sich totstellen und so tun, als wäre nichts?
- Kapitulieren und sich ohne Gegenwehr ergeben?
- Lieber rot als tot?
- Flüchten – aber wohin?
- Oder sich mit den letzten Reserven durch Aggression und
  Machtausübung eine dominante Position verschaffen?

Mit steigendem Alkoholpegel zeigt sich eine typische mentale Abwärtsspirale: Erst wird gefeiert, dann kommt es zu Wortgefechten,
Streit, Schubsen – schließlich fliegen die Fäuste, um die Oberhand
zu gewinnen.

Aggression und Macht als Mittel zur Energiegewinnung

Steht der mentale Algorithmus unter existenzieller Bedrohung,
setzt er die effizientesten aller Mittel ein: Aggression und Machtausübung. Er will sich nicht mit einer Situation abfinden, die ihm

zu wenig mentale Energie einbringt. Ab jetzt bestimmt er die Regeln – zu seinen Gunsten.

Statt sich mühsam selbst mentale Energie zu erarbeiten, wählt er den einfacheren Weg: Er entreißt sie anderen. Die Strategie dahinter ist simpel: Schwächere geben Teile ihrer Selbstbestimmung ab – sie richten sich nach den Vorgaben des Mächtigeren und stellen ihre eigenen Bedürfnisse zurück.

Historisch gesehen funktioniert dieses Prinzip seit langem. Im Mittelalter besaß ein Bauer keinen eigenen Grund und Boden, musste Steuern an Kirche und Adel entrichten und lebte unter wirtschaftlichen und religiösen Einschränkungen – ohne Bildung, ohne Jagdrechte, ohne Macht.

Raub

Jemanden zurechtweisen schränkt dessen Verhalten ein und raubt ihm mentale Energie, die dem Dominanten zufließt. Sinnloses und gefährliches Überholen im Straßenverkehr dient oft nicht der Geschwindigkeit, sondern der Demonstration von Überlegenheit – ein Akt des „mentalen Energieraubs". Rache entspringt demselben Prinzip: *„Du hast mir etwas genommen – also nehme ich dir etwas, um meinen Pegel wieder auszugleichen."*

Die Verführungskraft von Macht

Das ganz Besondere an Macht ist ihr enormes Potenzial als Energiequelle. Schon die *Möglichkeit*, Macht auszuüben, verschafft mentale Energie – sei es durch eine Geste, ein Wort oder eine Entscheidung. Ein Dirigent, der mit einer Handbewegung ein Orchester lenkt, ein Politiker, der eine Menschenmenge beeinflusst, oder ein Vorgesetzter, der mit wenigen Worten Karrieren entscheidet – all das erzeugt einen gewaltigen Energiezufluss.

Doch Macht hat eine gefährliche Eigenschaft: Sie macht süchtig wie eine Droge. Einmal auf den Geschmack gekommen, verändert sie den Menschen grundlegend. Die Effizienz der Macht für den mentalen Pegel ist so hoch, dass selbst die besten Vorsätze und Prinzipien früher oder später der Verführung erliegen. Macht korrumpiert – nicht jeden gleich schnell, aber jeden.

Natürlich sind Machtstrukturen nötig, um Staaten, Organisationen oder Unternehmen zu lenken. Doch Machtbefugnisse müssen zwingend mit Verantwortung einhergehen – sonst droht Machtmissbrauch. Deshalb muss Macht konsequent kontrolliert und Missbrauch unmittelbar sanktioniert werden.

Macht auf Zeit

Eine der wichtigsten Schutzmaßnahmen gegen unkontrollierten Machtmissbrauch ist die zeitliche Begrenzung von Machtpositionen. Demokratien setzen daher auf begrenzte Amtszeiten, um zu verhindern, dass sich Machtstrukturen wie ein unkontrollierbarer Zellverband einnisten und weiterwuchern können.

Die Anziehungskraft mächtiger Führungspersonen

Doch nicht jeder strebt nach Macht – manche suchen das Gegenteil: Unterwerfung. Es gibt Menschen, die Verantwortung scheuen und wichtige Entscheidungen lieber anderen überlassen. Ein starker Führer, selbst wenn er willkürlich handelt, vermittelt Sicherheit:

- Wer sich an seine Regeln hält, muss nicht selbst denken.
- Wer ihm folgt, hat das Gefühl, geschützt zu sein.
- Wer seine Befehle ausführt, kann sich von Verantwortung entlasten.

Für Menschen mit niedrigem Energiepegel ist das ein attraktives Angebot – für Erfolgreiche jedoch eine unerträgliche Einschränkung.

Machtmissbrauch und die Dynamik der Angst

Unkontrollierte Macht führt zu einer gefährlichen Spirale aus Angst und Unterdrückung.

- Macht wächst durch Gewalt, Korruption und Manipulation.
- Je mehr Macht man hat, desto größer wird die Angst, sie zu verlieren.
- Diese Angst treibt zu noch mehr Machtausübung – um jeden Preis.

Ein Machthaber gerät in eine Zwickmühle:

- Erst bekämpft er seine unmittelbaren Gegner.
- Dann wendet er sich gegen sein eigenes Volk.
- Er überfällt den kleineren Nachbarn.
- Dann erobert er auch die größeren.
- Schließlich will er die ganze Welt beherrschen.

Die Dynamik ist immer dieselbe: Macht wächst umso schneller, auf je geringeren Widerstand sie trifft.

Wenn das System kippt

Doch es gibt einen kritischen Punkt: Wenn eines Tages die Ängste vor dem Machtverlust größer werden als der Energiegewinn durch die Macht selbst. Ab diesem Moment beginnt die Abwärtsspirale:

- Der mentale Pegel des Machthabers sinkt.
- Er verliert den Bezug zur Realität.
- Er vertraut nur noch auf die, die ihm nach dem Mund reden.
- Fehler häufen sich.
- Das Scheitern wird unausweichlich.

Historische Beispiele wie Stalin oder andere Diktatoren zeigen, dass dieser Zustand oft im Verfolgungswahn endet.

20.   Belohnung und Sozialisation

Roby und das Geheimnis der Freude

Paul hatte immer geglaubt, dass Erfolg einfach eine Frage harter Arbeit sei. Doch als er in seinem Büro saß und draußen in der Halle den kleinen Roboter Roby dabei beobachtete, wie er unermüdlich Schrauben sortierte, kam ihm ein Gedanke: Warum braucht Roby keine Belohnung, während ich ohne Anerkennung eingehe wie eine Zimmerpflanze ohne Wasser?

Roby war effizient, unermüdlich und niemals frustriert. Kein Lob, kein Schulterklopfen, kein Feierabendbier – und doch funktionierte er tadellos. Paul hingegen fühlte sich ausgelaugt. Seine Arbeitstage vergingen, ohne dass jemand ihn lobte, ohne das Hochgefühl eines abgeschlossenen Projekts. Der mentale Energiepegel sank – und mit ihm seine Motivation.

Dann erinnerte er sich: Der Mensch braucht Erfolge, weil sein Gehirn ihn mit Dopamin belohnt. Ein erfolgreich abgeschlossenes Projekt? Ein kleiner chemischer Applaus. Ein Lob vom Chef? Ein Schuss Dopamin. Ein herzlicher Händedruck? Oxytocin pur. Doch blieb die Belohnung aus, wurde das Bedürfnis größer – wie Hunger, der immer drängender wurde.

Paul beschloss, die Arbeitsweise seines eigenen Belohnungssystem bewusst zu nutzen: Er setzte sich kleine, erreichbare Ziele, feierte seine Fortschritte und erkannte, dass er nicht immer auf Lob von außen warten musste. Als er am Abend zufrieden sein Werkzeug beiseitelegte, konnte er nicht anders, als Roby anzusehen und zu sagen: „Du hast gut gearbeitet, Roby." Der Roboter reagierte nicht – er brauchte keine Bestätigung. Doch Paul? Er fühlte sich plötzlich ein kleines bisschen besser…

Der Bedarf an mentaler Energie

Ein gewisser Pegel an mentaler Energie ist essenziell, um erfolgreich zu sein und ein positives Lebensgefühl zu haben. Dieser Pegel ergibt sich aus der Balance zwischen Energiezuflüssen (Belohnungen) und Energieabflüssen (Belastungen und Misserfolgen). Doch wie entstehen überhaupt Belohnungs- oder Frustrationsgefühle, und wie beeinflussen sie den mentalen Energiehaushalt?

Die Bedeutung von Lob und Erfolg

Lob aus dem Umfeld ist eine spürbare Belohnung – ebenso wie das Erfolgsgefühl nach einem gelungenen Projekt oder einer guten Tat. Solche positiven Erlebnisse tragen direkt zur Stabilisierung und Erhöhung des mentalen Energiepegels bei.

Menschen versus Maschinen

Mein kleiner Roboter Roby hingegen benötigt keine Belohnung. Er führt seine Aufgaben unermüdlich aus, ohne sich mentale Energie erarbeiten zu müssen. Seine „Existenz" ist nicht an Erfolg oder Misserfolg geknüpft. Selbst wenn er scheitert, empfindet er keine Frustration, sondern könnte aus Fehlern lernen und diese in Zukunft vermeiden.

Die Notwendigkeit von Erfolg

Der Mensch hingegen ist von Natur aus auf Effizienz ausgerichtet und darauf angewiesen, Erfolge zu erzielen. Ohne regelmäßige Erfolgserlebnisse sinkt der mentale Energiepegel, was langfristig zu Lethargie oder sogar Depression führen kann. Ein unterstützendes Umfeld kann diesen Abwärtstrend eine Zeit lang abfedern, doch auf Dauer sind eigene Erfolge unerlässlich, um ein stabiles mentales Energielevel zu halten.

Die Biochemie der Belohnung

Erfolge aktivieren das Belohnungssystem des Gehirns, indem sie die Ausschüttung von „Belohnungssubstanzen" wie z.B. Dopamin, Serotonin oder Oxytocin anregen.

Diese Botenstoffe docken an spezifischen Rezeptoren an und lösen angenehme bis euphorische Gefühle aus. Je mehr dieser Rezeptoren aktiviert werden, desto intensiver ist das Gefühl von Erfolg und Zufluss mentaler Energie.

Allerdings hält diese Euphorie nur so lange an, bis sich die Botenstoffe wieder von den Rezeptoren lösen. Ein neues Bedürfnis baut sich auf. Je länger dieses Bedürfnis unerfüllt bleibt, desto intensiver wird das Empfinden, wenn es schließlich gestillt wird – ganz nach dem Motto: *Hunger ist der beste Koch.*

Gewohnheit und Belohnung

Eine erfolgreiche Handlung einfach nur zu wiederholen, führt nicht mehr zum gleichen Hochgefühl. Das erste Bier schmeckt immer am besten – mit jedem weiteren Glas nimmt der Genuss ab.

Damit Belohnungen langfristig wirksam bleiben, benötigt das Gehirn Pausen zur Regeneration. Je intensiver ein Erfolgserlebnis ist, desto mehr Energie und Zeit braucht der Organismus, um sich zu erholen und erneut für Belohnungen empfänglich zu sein.

Die Anpassungsfähigkeit neuronaler Netze

Während Computer-Chips unabhängig von ihrer Auslastung sich nicht verändern, passen sich neuronale Netze flexibel an die gestellten Anforderungen an. Fließen Erfolge und mentale Energie im Überfluss, optimiert das neuronale Netz seine Kapazitäten, um diese Quelle besser auszuschöpfen.

In einem ersten Schritt verstärkt es bestehende Synapsen und Neuronen, um eine schnellere und intensivere Impulsübertragung zu ermöglichen. Steigt der Impulsverkehr weiter an, werden in einem zweiten Schritt spezielle Proteine aktiviert, die den Bau neuer Synapsen und sogar neuer Nervenzellen einleiten.

Gewöhnung an Erfolge

Durch dieses „Aufrüsten" der neuronalen Netze werden ehemals als großartig empfundene Erfolge allmählich zur Norm. Um dieselbe Begeisterung erneut zu erleben, müssen noch größere Erfolge her. Dies führt zu einer Steigerung der Ansprüche: Was gestern noch als herausragend galt, erscheint heute gewöhnlich – und morgen vielleicht sogar als unzureichend.

21. Steigerung

Der Aufstieg

Tom hatte alles, was er sich je gewünscht hatte: einen gut bezahlten Job, eine schicke Wohnung und ein schnelles Auto. Doch seltsamerweise fühlte er sich nie wirklich zufrieden. Jedes Mal, wenn er ein Ziel erreichte, erschien ihm das nächste noch erstrebenswerter.

„Nur noch eine Beförderung", redete er sich ein. „Dann bin ich angekommen." Doch als er sie bekam, hielt die Euphorie nur kurz an. Schon bald wollte er mehr. Die Freude über seinen Erfolg war wie ein Streichholz – ein kurzes Aufflammen, das schnell verlosch.

Eines Tages traf er einen alten Freund, der ein einfaches Leben führte. Kein großes Haus, kein dicker Wagen – und doch strahlte er eine tiefe Zufriedenheit aus. „Wie machst du das?", fragte Tom. „Wie kannst du so glücklich sein, ohne ständig nach mehr zu streben?"

Der Freund lächelte. „Weißt du, unser Gehirn ist wie ein Feldweg. Je öfter wir diesen gehen, desto ausgetretener wird er. Wenn du immer nur nach Steigerung suchst, gewöhnst du dich an diesen Weg – aber am Ende führt er nur noch ins Leere."

Tom dachte über diese Worte nach. Vielleicht war es an der Zeit, einen neuen Weg einzuschlagen. Einen, der nicht nur nach mehr, sondern nach Tiefe suchte – nach dem Wert der Dinge. Zum ersten Mal in seinem Leben hielt er inne und fragte sich: Wann ist genug eigentlich genug?

Gewohnheit und Neuland

Ein neuronales Netz, das stets auf dieselbe Weise und Intensität beansprucht wird, wirft mit der Zeit immer weniger mentale Energie ab. Gleichförmigkeit führt zur Langeweile. Die effizienteste Lösung für einen Energiezufluss besteht daher in einer kleinen, aber machbaren Herausforderung – einer Aufgabe, die über das Gewohnte hinausgeht und genügend Motivation auslöst, um die nötige Investition mentaler Energie zu rechtfertigen.

Wie stark dieser Antrieb ausgeprägt ist, variiert von Mensch zu Mensch stark. Er zeigt sich als Neugier, Mut und Drang nach neuen Erfahrungen. Doch jeder Schritt ins Neuland birgt auch ein Risiko: Je weiter man sich über das Bekannte hinauswagt, desto größer ist die Wahrscheinlichkeit, sich zu überfordern und zu scheitern.

Steigerung und Abwechslung

Der Algorithmus eines Menschen strebt unaufhörlich nach Steigerung und Veränderung – ein Verhalten, das tief in der Funktionsweise seiner neuronalen Netze verankert ist. Nicht der gegenwärtige Wohlstand, sondern die Aussicht auf „Verbesserung" bringt die höchste Belohnung und den größten mentalen Energiezufluss.

Diese Eigenschaft lässt sich als „Motor der Entwicklung", aber auch als „Geißel der Menschheit" betrachten. Denn wenn neuronale Netze nicht ausreichend beansprucht werden, erfolgt ein Rückbau ungenutzter Verbindungen – vergleichbar mit dem Abbau von inaktiven Muskeln. Ein klassisches Beispiel ist die Abhängigkeit von Navigationsgeräten: Wer sich ausschließlich auf ein Navi verlässt, verlernt allmählich, sich mit Landkarten zu orientieren.

Auswege?

Viele Weltreligionen und spirituelle Traditionen haben Wege entwickelt, um dem inneren Drang zur permanenten Steigerung entgegenzuwirken. Ein Beispiel ist der Buddhismus, der das unaufhörliche Verlangen nach „mehr" als eine Hauptquelle menschlichen Leidens betrachtet. Der Weg zur Befreiung (*Nirvana*) besteht darin, diese Gier durch Achtsamkeit, Meditation und Erkenntnis zu überwinden.

Auch im Taoismus wird das Streben nach ständigem Wachstum als Widerspruch zur natürlichen Harmonie angesehen. Es führt zu Ungleichgewicht und Stress. Stattdessen soll die Fähigkeit kultiviert werden, Zufriedenheit im Einfachen zu finden. Ebenso lehren das Christentum und der Hinduismus, dass Gier und Habsucht nicht zu wahrem Glück führen.

Fazit: Viele spirituelle und philosophische Traditionen stimmen darin überein, dass eine dauerhafte Steigerung durch materielle Güter nicht zu tiefem Glück führt. Stattdessen liegt der Schlüssel zu Zufriedenheit und innerem Frieden in der Fokussierung auf immaterielle Werte, geistige Entwicklung und die bewusste Überwindung des ständigen Verlangens nach „mehr".

22.   Belohnung

Die Jagd nach Belohnung

Markus saß auf seiner Terrasse und betrachtete den Sonnenuntergang. Die Farben des Himmels faszinierten ihn, und er spürte, wie eine angenehme Ruhe in ihm aufstieg. Sein mentaler Energiepegel hob sich – eine kleine, aber wertvolle Belohnung. Sein Nachbar Severin hingegen konnte mit so etwas wie Natur wenig anfangen. Für ihn war der wahre Höhepunkt des Tages der Moment, wenn seine Fußballmannschaft ein Tor schoss. Er sprang dann euphorisch auf, riss die Arme in die Luft und brüllte vor Freude.

Doch nicht jeder erlebte Belohnung gleich. Während Markus und Severin ihre Energie aus völlig unterschiedlichen Quellen schöpften, hatte ihre gemeinsame Freundin Lea ein anderes Problem. Egal wie viel sie leistete, sie fühlte sich selten wirklich erfüllt. Es schien, als müsse sie härter arbeiten als andere, um das gleiche Maß an Zufriedenheit zu erreichen.

„Manchmal habe ich das Gefühl, ich bin ständig auf der Jagd nach diesem einen Moment der Belohnung, aber wenn er kommt, hält er nur kurz an", gestand sie eines Abends.

Markus nickte verständnisvoll. „Vielleicht liegt es daran, dass unser Energiepegel sich immer auf einem mittleren Level halten muss. Zu viel Euphorie kann genauso hinderlich sein wie zu wenig Energie. Denk mal an Severin – wenn sein Team gewinnt, ist er überglücklich, aber wenn es verliert, wird er fast depressiv."

Lea seufzte. „Also fühlen wir uns nur dann wohl und leistungsfähig, solange wir uns in dem schmalen Korridor um die Ausgeglichenheit herumbewegen?"

„Genau", bestätigte Markus. „Wenn unser Energiepegel zu tief sinkt, sehen wir die Welt grau in grau und bedrohlich. Wenn er zu hoch ist, verlieren wir den Bezug zur Realität. Es ist, als würden

wir abwechselnd durch eine graue und eine rosarote Brille schauen."

Lea dachte über seine Worte nach. Vielleicht war das der Grund, warum ältere Menschen oft pessimistischer wirkten. Mit abnehmender Energie richtete sich ihr Blick verstärkt auf Risiken statt auf Chancen. Und die Medien taten ihr Übriges, indem sie vor allem negative Nachrichten verbreiteten.

„Also ist das ganze Leben eine Art Jagd nach mentaler Energie?" fragte sie schließlich.

Markus lächelte. „Sieht so aus... Aber wenn wir wissen, was uns wirklich Energie gibt, können wir bewusster steuern, wie wir sie bekommen und einsetzen. Und dann fühlt sich das Leben nicht mehr wie eine endlose Jagd an – sondern wie eine planvolle Reise, die wir genießen können."

Belohnung

Wofür der menschliche Algorithmus Belohnungen „gewährt", ist individuell sehr unterschiedlich. Während der eine tiefe Freude aus der Natur schöpft und dadurch einen mentalen Energiezufluss erlebt, erfährt ein anderer eine regelrechte Euphorie, wenn seine Lieblingsfußballmannschaft ein Tor schießt – ganz zu schweigen von der Ekstase, wenn die Meisterschaft gewonnen wird.

Allerdings verteilt die Natur diese Belohnungen keineswegs „gerecht": Um dasselbe subjektive Empfinden von Freude oder Erfüllung zu erleben, muss der eine erheblich mehr leisten als der andere. Sein Belohnungssystem ist anders kalibriert. Damit ein Mensch sich ausgeglichen fühlt, muss ein bestimmter Prozentsatz seiner Belohnungsrezeptoren belegt und damit aktiviert sein. Der „Füllgrad" des Belohnungszentrums lässt sich somit als Maß für den mentalen Energiepegel betrachten.

Der schmale Korridor

Optimale Leistungsfähigkeit und stabiles Wohlbefinden werden nur in einem engen Bereich des mentalen Energiepegels erreicht. Sinkt dieser unter einen kritischen Wert, werden unbewusste, oft ineffektive Verhaltensmuster aktiviert. Doch auch ein übermäßig hoher Pegel – beispielsweise in euphorischen Zuständen nach einem großen Erfolg – kann zu Kontrollverlust führen. Die Wahrnehmung der Realität wird getrübt, und der Energieüberschuss mündet in einen impulsiven Drang, die ganze Welt umarmen zu wollen.

Negative Aspekte

Negative Erfahrungen und Reize haben evolutionär bedingt einen stärkeren Einfluss auf die menschliche Wahrnehmung als positive Erlebnisse und belasten den Energiehaushalt über längere Zeiträume. Die schnelle Erkennung von Bedrohungen und ihre „Speicherung" war für das Überleben wichtiger als alles andere. Positive Gefühle hingegen, wie Euphorie oder Glück, sind vergleichsweise kurzfristige „Belohnungen" und Geschenke der Natur, die etwa die Fortpflanzung oder soziale Bindungen auf den Weg bringen oder stärken.

Die Wahrnehmung im Alter

Mit zunehmendem Alter nimmt die allgemeine Energiereserve des Körpers ab. Gleichzeitig schwindet oft die Fähigkeit oder der Wille, sich aktiv zu behaupten. Dadurch richtet sich die Wahrnehmung verstärkt auf Bedrohungen, während positive Aspekte zunehmend in den Hintergrund treten.

Mediale Verstärkung

Die Medien verstärken diese Tendenz, indem sie häufig ihren Fokus auf negative oder bedrohliche Inhalte legen. Diese Informationsflut fördert Ängste und verstärkt die Wahrnehmung negativer Aspekte der Realität.

Jagd nach Belohnung

Mentale Energie kann aus unzähligen Quellen gewonnen werden – doch ebenso vielfältig sind die Abflüsse durch Stress, Frustration oder Anstrengung. Der mentale Energiepegel schwankt daher ständig, oft innerhalb kürzester Zeit. Ein Beispiel aus dem Alltag:

Der tägliche Wahnsinn des Energiepegels

Joseph öffnete verschlafen die Augen und tappte ins Badezimmer. Noch halb im Traum drückte er auf die Zahnpastatube – nichts. Leere Tube, ernsthaft? – Energiepegel: −1.

Doch dann: In der Küche erwartete ihn ein wunderbarer Orangensaft. Ein Schluck, und die Welt war wieder in Ordnung. – Energiepegel: +3.

Da taucht das Töchterchen auf – müde, schlecht gelaunt und mit einer Mission: Quengeln. „Papa, ich will nicht in die Kita! Und mein Kuscheltier ist weg! Und ich bin müde! Und überhaupt!" Warum gibt es für Eltern eigentlich keinen Snooze-Button? – Energiepegel: −5.

Nachdem er die Krise mit einem strategisch eingesetzten Schokokeks entschärft hatte, schnappte sich Joseph sein Fahrrad. Ein kurzer Check: Reifen prall gefüllt! Oh ja, heute läuft's! – Energiepegel: +2.

Auf dem Weg zur Arbeit drängte sich allerdings ein nerviger Gedanke in seinen Kopf: Habe ich gestern eigentlich die Mail an den Kunden abgeschickt? Plötzlich fühlte sich der Tag weniger glänzend an. – Energiepegel: −5.

Zum Glück erwarteten ihn im Büro seine netten Kollegen. Lächeln, Witze, Kaffee – endlich wieder Menschen, die nicht quengeln! – Energiepegel: +5.

Noch besser: Ein schwieriges Kundengespräch lief wider Erwarten fantastisch. Joseph fühlte sich wie ein Business-Gott. – Energiepegel: +8.

Doch dann: Die Schreckensnachricht. Der Abteilungsleiter wollte „kurz etwas besprechen" – was in Manager-Deutsch so viel heißt wie: Es wird unangenehm. Josephs Puls beschleunigte sich, sein Magen zog sich zusammen. – Energiepegel: −7.

Fazit des Tages: Mentale Energie ist wie eine Achterbahn – und Joseph will dringend aussteigen. Bloß wie? Und geht das bei uns Menschen überhaupt?

Die ständige Suche nach Energiequellen

Der menschliche Algorithmus ist permanent auf der Suche nach Energiequellen – ein Prozess, der sich über den gesamten Tag hinzieht. Er bedient sich dabei eines breiten Spektrums an Möglichkeiten, von einfachen Freuden wie gutem Essen oder Treffen mit Freunden bis hin zu tief verwurzelten Mechanismen wie Glaube, das Finden von Sündenböcken oder das Streben nach Macht.

23.   Wofür belohnt der Algorithmus?

Die Geschichte von Jonas und seinem Algorithmus

Schon als Kind liebte Jonas es, zu malen. Jedes Bild war für ihn ein Ausdruck seiner inneren Welt, und jedes Lob, das er von seiner Mutter bekam, ließ seinen mentalen Energiepegel steigen. Doch sein Vater war Unternehmer und hatte andere Pläne. "Jonas, Kunst ist ein schönes Hobby, aber unser Familienunternehmen braucht dich", sagte er oft. Lob für seine kreativen Werke wurde seltener, dafür gab es Anerkennung, wenn er sich mit Zahlen und Strategien beschäftigte.

Mit dem Alter spürte Jonas die Grenzen der Anpassung immer stärker. Die Wirtschaftswelt interessierte ihn nicht, doch er wollte seine Familie nicht enttäuschen. Immer wieder versuchte er, sich in die Unternehmensstrukturen einzudenken und einzufügen. Doch jedes Mal, wenn er eine Entscheidung traf, die nicht aus seinem Innersten kam, fühlte er sich leer. Seine mentale Energie sank. Eines Tages stand er vor der Wahl: Sollte er seinen eigenen Weg gehen oder weiterhin die Erwartungen seiner Familie erfüllen?

Er erinnerte sich an die Naturgesetze, die sein Vater ihm beigebracht hatte. "Die Natur setzt auf Vielfalt", hatte er gesagt. "Manche Pflanzen gedeihen in der Wüste, andere brauchen den Regenwald. Doch wenn du eine Wüstenblume im Tropenhaus hältst, wird sie eingehen." War Jonas eine Wüstenblume, die sich in ein Umfeld gezwungen fühlte, das ihr nicht entsprach?

Er beschloss, sich nicht länger zu verbiegen. Kunst war seine Energiequelle, seine wahre Bestimmung. Mit der Zeit baute er eine Karriere auf, die ihn erfüllte. Natürlich hatte er Rückschläge, aber er lernte, dass mentale Energie nicht nur durch Erfolg genährt wird, sondern auch durch das authentische Verfolgen der eigenen Stärken – auch gegen Widerstände. Seine Eltern brauchten Zeit, um es zu akzeptieren, doch am Ende erkannten sie: Ein Mensch kann nur dann wirklich erfolgreich sein, wenn er seine eigene Natur lebt.

Der eigene Weg

Karls Geschichte zeigt, dass das Leben ein Balanceakt ist. Der menschliche Algorithmus belohnt denjenigen, der sich selbst treu bleibt. Wer stets gegen seine eigene Natur arbeitet, verbrennt seine mentale Energie und verliert sich selbst. Doch wer den Mut hat, seinen eigenen Weg zu gehen, findet die wahre Belohnung: innere Zufriedenheit und nachhaltigen Erfolg. Wann betrachtet der Algorithmus eine Aktion aber als Erfolg?

Genetischer Bauplan und Sozialisierung

Die befruchtete Eizelle enthält lediglich ihren genetischen Bauplan, der während der Schwangerschaft die körperliche Entwicklung bestimmt. Zur Welt kommt ein genetisch „vorprogrammiertes" menschliches Wesen mit grundlegenden Fähigkeiten, etwa dem Instinkt, Milch zu saugen und lautstark Nahrung einzufordern. Im Laufe des Lebens wird dieses Wesen jedoch durch Sozialisierung geformt – eine Anpassung an seine natürliche und soziale Umwelt. In Sibirien muss es sich an Kälte gewöhnen, in Afrika an Hitze. Je nach familiärem Umfeld wird es sich deren Sitten und Gebräuchen anpassen müssen.

Stärkung und Abschwächung durch Sozialisation

Verhaltensweisen, die mit dem sozialen Umfeld harmonieren, werden durch Lob und Unterstützung gestärkt. Andere, weniger erwünschte Verhaltensweisen finden sich getadelt, sanktioniert oder unterdrückt. Dadurch erfährt das genetisch Vorgegebene im Laufe des Lebens eine Sozialisation, die „gewünschte" Anlagen fördert, während andere in den Hintergrund gedrängt werden.

Eine „Investition" der Natur

Wenn man den Embryo als eine „Investition der Natur" betrachtet, besteht seine Aufgabe darin, seine individuelle Genkombination zu entfalten und im Leben zu verwirklichen – unabhängig davon, ob die Gesellschaft diese Anlagen als positiv oder negativ bewertet. So wie eine Aktie, die im realen Leben Rendite abwerfen soll, ist der Embryo darauf angelegt, sich durchzusetzen, zu wachsen und erfolgreich zu sein, um möglichst viel mentale Energie zu generieren.

Förderung und Unterdrückung von Anlagen

Während der Sozialisierung werden passende Anlagen gefördert und weiter ausgebaut, sodass sie mehr Ertrag bringen als ursprünglich vorhanden. Weniger genehme Anlagen wie unsoziale oder aggressive Tendenzen werden familiär oder gesellschaftlich unterdrückt. Entscheidend für das individuelle Lebensgefühl ist, ob nach dieser einschränkenden Sozialisation noch genügend Freiraum bleibt, um darin genügend mentale Energie zu erwirtschaften.

Vielfalt

Die Natur setzt auf Vielfalt: Sie bringt eine breite Palette an Genkombinationen „auf den Markt", um die Überlebenswahrscheinlichkeit zu erhöhen – selbst in extremen Umweltsituationen wie dem Ausbruch von Pandemien, dem Klimawandel oder anderen Naturkatastrophen. Zufällig gut angepasste Individuen haben bessere Überlebenschancen, während andere als „Kollateralschaden" Gefahr laufen, auf der Strecke zu bleiben.

Veränderte Umstände

Lebensumstände können sich schnell ändern. Verhaltensweisen, die bisher als „böse" galten, können plötzlich überlebenswichtig werden. Im Krieg etwa sind Entschlossenheit und Kampfbereitschaft entscheidend. Der menschliche Algorithmus hält daher auch gewalttätige Verhaltensweisen als Notfallstrategie bereit. Keine Eigenschaft ist per se „böse" – entscheidend ist der Kontext. Alles hat seine Zeit und sollte im richtigen Maß genutzt werden, sei es soziale Kompetenz oder Durchsetzungskraft.

Das soziale Umfeld

Das soziale Umfeld spielt eine wichtige Rolle bei der Verstärkung von Belohnungsempfindungen. Neben eigenen Erfolgen erhöhen beispielsweise Lob vom Vorgesetzten oder ein anerkennender Rempler nach einem Schuss ins Tor den mentalen Energiepegel. Je mehr diese Bestätigung dem eigenen Bedürfnisprofil entspricht, desto größer ist der Energiezuwachs.

Dieses Profil kann sehr spezifisch und einseitig sein. Vera beispielsweise strebt ihr Leben lang nach Anerkennung. Für sie zählt nur, was ihr Aufmerksamkeit verschafft – die einzige Möglichkeit, ihr mentale Energie zufließen zu lassen. Ihr Lebensziel ist es, von allen geliebt zu werden.

Fazit: Ein Organismus agiert wie ein Unternehmen auf dem Markt, mit einem Algorithmus als Geschäftsführer: Er ist gezwungen, Erfolge zu erzielen und damit mentale Energie zu erarbeiten. Diese Energie dient wiederum als Investition, um den mentalen Status zu stabilisieren und sich einen Puffer für unvorhersehbare oder belastende Situationen aufzubauen. Nur durch dieses ständige Auf- und Ausbalancieren kann der mentale Energiehaushalt langfristig gesichert werden.

24. Anlagen und Sozialisation

Genetik: Der Bauplan des Lebens

Das Genom, also die Gesamtheit der genetischen Informationen in der DNA eines Individuums, legt den Grundrahmen für körperliche und psychische Merkmale fest. Trotz dieser genetischen Vorgaben zeigen sich bei Menschen mit identischem Genom, wie etwa eineiigen Zwillingen, oft erhebliche Unterschiede in der Entwicklung. Diese Unterschiede verdeutlichen, dass genetische Anlagen nicht deterministisch sind, sondern durch Umwelteinflüsse moduliert werden können.

Das Wechselspiel von Genetik und Umfeld

Eine genetische Veranlagung, sei es für eine bestimmte Fähigkeit oder eine Krankheit, benötigt günstige Umfeldbedingungen, um sich zu entfalten. Das Beispiel eineiiger Zwillinge zeigt diesen Einfluss eindrucksvoll: Obwohl sie identische Gene teilen, kann es vorkommen, dass nur einer von ihnen eine bestimmte Krankheit entwickelt, während der andere gesund bleibt.

Das Modell postuliert, dass alle genetische Anlagen einen inhärenten Drang zur Entfaltung haben. Doch dieser Drang allein reicht nicht aus. Es bedarf eines „Lockfaktors" aus dem Umfeld, der diese Anlagen aktiviert. Ist das Umfeld günstig, kann dieser Lockfaktor stark genug sein, um die genetische Veranlagung in die Tat umzusetzen. Ist das Umfeld jedoch ungünstig, bleibt die genetische Disposition möglicherweise latent und setzt sich nicht durch.

Epigenetik: Die Modulation der Genexpression

Ein weiterer wichtiger Aspekt ist die Epigenetik, die beschreibt, wie Umweltfaktoren die Genexpression beeinflussen. Chemische Veränderungen, wie die Methylierung von DNA-Abschnitten, können

Gene in ihrer Aktivität hemmen oder sogar blockieren. Diese epigenetischen Modifikationen können unter Umständen vererbt werden, was zeigt, dass nicht nur die DNA-Sequenz, sondern auch deren Regulation über Generationen hinweg weitergegeben werden kann.

Fazit: Genetik ist nicht als unveränderliches Schicksal zu betrachten, sondern als Ausgangslage, die durch das komplexe Zusammenspiel mit dem Umfeld geformt wird. Lebensführung, Umfeldbedingungen und Stresslevel spielen eine entscheidende Rolle bei der Manifestation genetischer Anlagen. Dies unterstreicht die Bedeutung einer ganzheitlichen Betrachtung, die sowohl genetische als auch äußere Faktoren in die Analyse menschlicher Entwicklung und Gesundheit einbezieht.

25. Begabung und Charakter

Chris und die Regeln des Lebens

Chris war von klein auf talentiert. Schon als Kind konnte er Bälle mit einer Leichtigkeit fangen und werfen, die seine Freunde staunen ließ. Wo andere Kinder ungeschickt hantierten, jonglierte er den Ball mit spielerischer Eleganz. Seine Eltern lobten ihn, seine Freunde bewunderten ihn, und mit jedem Erfolg wuchs sein Selbstvertrauen. Das gab ihm Energie – mentale Energie, die ihn weiter antrieb.

Sein Schulfreund Alex hatte es da schwerer. Trotz harten Trainings erreichte er nie Chris' Niveau. Doch Alex hatte eine andere Stärke: Er gab nicht auf. Während Chris durch Talent glänzte, erarbeitete sich Alex seine Erfolge durch Fleiß.

Doch Talent allein reicht auch nicht immer. Chris war impulsiv, oft ungeduldig und konnte schlecht verlieren. Manchmal ließ er seinen Frust an anderen aus. In stressigen Momenten, wenn sein Energiepegel sank, verlor er die Kontrolle. Einmal schubste er einen Gegner im Spiel so heftig, dass dieser fiel und sich verletzte. Die Folge: eine Sperre, enttäuschte Eltern, genervte Trainer.

„Du musst dich beherrschen", ermahnte ihn sein Trainer. Doch das war leichter gesagt als getan. Chris wusste, dass er sich ändern musste, aber seine Impulsivität lauerte stets unter der Oberfläche.

Für Alex hingegen gab es andere Herausforderungen. Er wollte gewinnen, doch nicht um jeden Preis. Einmal wurde ihm angeboten, ein Spiel zu seinen Gunsten zu manipulieren. Er zögerte – wäre es nicht einfacher, einmal zu schummeln? Doch er wusste: Würde er einmal diesen Weg beschreiten, gäbe es kein Zurück. Also blieb er ehrlich, auch wenn es bedeutete, zu verlieren.

Mit der Zeit lernte Chris, dass Talent nur dann von Dauer ist, wenn es mit Disziplin und Respekt einhergeht. Und Alex erkannte, dass

Ausdauer und Fairness oft mehr bedeuten als ein schneller Sieg.
Beide machten ihren Weg – jeder auf seine Weise.

Lügen und Betrügen

Menschen mit einer weniger ausgeprägten sozialen Disposition fällt es leichter, die Grenzen anderer zu überschreiten und Machtpositionen zu nutzen. Dieser Charakterzug begleitet sie häufig ein Leben lang. In diesem Modell bezieht sich „Charakter" nicht auf oberflächliche soziale Umgangsformen, sondern auf das Verhalten, das unter mentaler Belastung sichtbar wird.

Ein talentierter Junge, der seine Impulsivität nicht kontrollieren kann, riskiert, seine Chancen durch unangemessenes Verhalten zu verspielen. Trotz aller Erziehungsbemühungen streben tief verankerte Neigungen nach Verwirklichung – insbesondere, wenn sie stark ausgeprägt sind. Sie auf einem erträglichen Maß zu halten, erfordert erhebliche Anstrengung und ist auf lange Sicht mühsam und belastend.

Umgang mit unsozialen Bedürfnissen

Kann ein weniger gut angepasster Mensch auf die Erfüllung seiner unsozialen Bedürfnisse verzichten? Nur, wenn er in einem allseits akzeptierten Bereich genügend mentale Energie erarbeiten kann.

Sinkt jedoch sein mentaler Energiepegel, verlieren angelernte Verhaltensweisen an Einfluss. Manchmal genügt ein einziger kleiner Auslöser, und lange unterdrückte Verhaltensmuster brechen unkontrolliert hervor. Oder sie suchen sich Auslauf im kriminellen Untergrund...

Der „wahre" Charakter im Alltag

Im Alltag verhalten sich Menschen meist entsprechend den sozialen Normen und ihrer Erziehung. Doch wenn ihr mentaler Energiepegel sinkt und der Stress zunimmt, werden erlernte Verhaltensmuster brüchig. In diesen Momenten tritt der „wahre" Charakter ans Licht – das authentische Selbst, das hinter der sozialen Maske verborgen liegt und in Stresssituationen unweigerlich zum Vorschein kommt. Bereits im Alltag, etwa am Stammtisch oder unter Alkoholeinfluss, können sich diese verborgenen Seiten ungeschminkt offenbaren.

Erziehung und die Realität

Das tatsächliche Verhalten eines Menschen zeigt sich, wenn ein Interessenkonflikt seinen mentalen Energiepegel senkt und Stress auslöst. In solchen Situationen wird deutlich, ob jemand gelernt hat, auch unter Druck fair und respektvoll zu handeln. Doch oft entscheiden in Konflikten nicht Argumente, sondern der Machtstatus darüber, wer sich durchsetzt.

Kinder sollten das „wahre Leben" Schritt für Schritt kennenlernen und darauf vorbereitet werden, mit unvernünftigem oder unfairem Verhalten anderer umzugehen. Dies beginnt im Elternhaus und setzt sich in Kita, Kindergarten und Schule fort. Das heute verbreitete Konzept der sogenannten „bedürfnisorientierten" Erziehung sollte kritisch hinterfragt werden. Dieses Prinzip bedeutet *eigentlich,* sowohl die Bedürfnisse des Kindes, aber auch die der Eltern ausgewogen zu berücksichtigen.

Dazu gehört ein klarer Verhaltensrahmen: Was ist erlaubt und was nicht? Was sind Selbstverständlichkeiten, und wo endet der Spaß? Viele Eltern schaffen es aus Überforderung oder Unsicherheit nicht mehr, diesen Rahmen zu erarbeiten und zu setzen. Dadurch nehmen sie sich selbst und auch dem Kind eine wichtige Orientierungshilfe, die viele Entscheidungen abnehmen und den Stress reduzieren könnte. Stattdessen klammern sie sich an fragwürdige Erziehungsideologien, werden zu Sklaven ihrer Sprösslinge – und geraten in einen Zustand mit dauerhaftem Stress.

Bastians Triumph

Bastian war vier Jahre alt und kannte keinerlei Regeln oder Rücksichten. Nichts davon war ihm beigebracht worden. Er spielte mit seinem Wasserglas, schwenkte es lässig hin und her, bis es schließlich aus seinen kleinen Händen glitt und auf dem Boden zerschellte. Glas splitterte in alle Richtungen.

Seine Eltern waren sofort zur Stelle, doch nicht, um ihn zu ermahnen. „Du kannst nichts dafür, Bastian!", riefen sie eifrig, als wäre das vorhersehbare Missgeschick ein Naturgesetz. Der Opa sagte nichts. Wortlos holte er den Besen und fegte die Scherben zusammen. Die Oma stellte einen unzerbrechlichen Plastikbecher mit Wasser vor den Jungen.

Bastian betrachtete den Becher nur kurz, nahm ihn dann und stolzierte in die Küche. Dort kippte er das Wasser langsam und demonstrativ in den Ausguss. Zurück am Tisch verkündete er mit fester Stimme: „Ich habe Durst!"

Sein Vater, eben noch in die Arbeit am Laptop vertieft, klappte diesen eilig zu und sprang beflissen auf. „Aber ja, Schatz!", rief er und eilte in die Küche. „Aber schnell!", rief Bastian ihm nach.

Kurze Zeit später stand wieder ein echtes Glas mit Wasser auf dem Tisch, mit dem er wieder – wie schon gehabt – lässig herumhantierte. Bastian lehnte sich entspannt zurück – der kleine Sieger eines Spiels, dessen Regeln nur er zu kennen schien.

Förderung des Egoismus

Ein Kind, das ständig im Mittelpunkt steht, muss zwangsläufig den Eindruck gewinnen, dass sich alles nach seinen Bedürfnissen richtet. Es lernt nicht, Rücksicht zu nehmen oder die Interessen anderer zu respektieren. Stattdessen wird versucht, es durch Schmeicheleien und Lockangebote dazu zu bewegen, eigentlich selbstverständliche Dinge zu tun. Eine Erziehung, die die Bedürfnisse und

Regeln des sozialen Umfelds nicht einbezieht, kann Egoismus fördern – denn im realen Leben wird sich nicht alles nach den eigenen Wünschen richten.

Eine solche Erziehung kann dazu führen, dass klare Grenzen und Konsequenzen fehlen. Kinder könnten verinnerlichen, dass unangemessenes Verhalten keine Folgen hat – mit möglichen Problemen in sozialen und schulischen Kontexten.

Doch es scheint einen Trost zu geben: Der originale Charakter eines Kindes wird sich – hoffentlich – früher oder später ohnehin ausprägen – unabhängig davon, welche guten oder weniger guten Erziehungsmaßnahmen Eltern oder Lehrer zur Anwendung gebracht haben...

Gesellschaftliche Implikationen

Das Modell der mentalen Energie legt nahe, dass der wahre Charakter eines Menschen unter wachsendem Stress besonders deutlich sichtbar wird. Eine rein „gewaltfreie" Erziehung bereitet möglicherweise nicht ausreichend auf die Realität vor. Die entscheidende Frage lautet: Wie können Menschen lernen, ihren wahren Charakter zu erkennen und zu akzeptieren? Und wie lässt sich eine Erziehung gestalten, die sowohl Friedfertigkeit als auch Wehrhaftigkeit vermittelt?

Selbsterkenntnis durch Grenzerfahrungen

In den 1960er Jahren galt die militärische Ausbildung oft als Schule der Selbsterkenntnis. Körperliche und mentale Herausforderungen führten dazu, dass die mentalen Reserven aufgebraucht wurden – wodurch sich der „wahre Charakter" offenbarte. Diese Grenzerfahrungen erwiesen sich auch im späteren zivilen Leben als wertvoll.

Moderne Ansätze zur Charakterbildung

Heutige „Führungstrainings" simulieren solche Grenzerfahrungen durch besondere Herausforderungen, etwa den Gang über glühende Kohlen oder das Balancieren auf schmalen Seilen in Baumwipfeln. Solche Erlebnisse sollen den Teilnehmern helfen, ihre eigenen Grenzen zu erkennen und ihr wahres Potenzial zu entdecken.

Eine durchdachte Erziehung sollte sowohl Friedfertigkeit als auch die Fähigkeit zur Selbstbehauptung fördern. Ziel ist es, Menschen zu ermöglichen, je nach Situation angemessen zu handeln – sei es auf individueller oder gesellschaftlicher Ebene.

26. Drogen

Das Glas Rotwein

Daniel saß in seiner kleinen Küche, das Glas Rotwein in der Hand. Es war zum Ritual geworden – eines, das ihm half, nach einem langen Tag zur Ruhe zu kommen. Ein Glas, manchmal zwei. Es fühlte sich harmlos an, fast wie eine Belohnung für all den Stress, der sich in seinem Kopf staute.

Er war sich bewusst, dass Alkohol ein Nervengift war. Aber er wusste auch, dass das Leben ohne „Hilfsmittel" nicht immer einfach zu bewältigen war. Der Druck im Job, die Unsicherheiten in der Zukunft – all das zerrte an seinem mentalen Energiepegel. Früher hatte ihn die Freude an neuen Herausforderungen angetrieben, doch mittlerweile fühlte sich alles gleichförmig an. Die Tage kamen und gingen, und mit ihnen schwand das Hochgefühl, das ihn einst so motivieren konnte.

Sein Freund Robert sah das anders. „Du brauchst Abwechslung", sagte er immer. „Erlebnisse, die dich aus der Routine reißen. Reisen, Kunst, Sport – irgendwas, das deine Gehirnzellen mal wieder auf Trab bringt." Daniel nickte dann, bestellte sich aber trotzdem noch ein Bier.

Auf einer Geburtstagsparty lernte er einen älteren Herrn kennen, der ihm mit leuchtenden Augen von Ketamin erzählte. „Es ist ein Wundermittel", schwärmte der Mann. „Ein Tor zu neuen Perspektiven. Ich nehme es seit Jahren – und ich kann es nur empfehlen." Daniel lachte unsicher. „Ich bleib dann doch lieber bei meinem Rotwein."

Doch der Satz hallte in seinem Kopf nach. Was, wenn er tatsächlich nur an der Oberfläche seines Potenzials kratzte? Was, wenn er durch eine kleine chemische Unterstützung wieder die Hochgefühle erleben konnte, die ihm früher so leicht zuflossen? Die Versuchung war real – und sie war allgegenwärtig.

Er erinnerte sich an ein Gespräch mit seinem Vater. „Es geht nicht darum, ob du etwas tust oder nicht", hatte sein Vater gesagt. „Es geht darum, ob du bewusst entscheidest – oder dich einfach hierhin und dorthin treiben lässt."
Daniel nahm einen letzten Schluck und stellte das Glas weg. Vielleicht war es Zeit für eine andere Art der Belohnung.

Drogen und mentale Energie

Drogen können bedrohliche Einbrüche im mentalen Energiepegel schnell und mit geringem Aufwand lindern. Sie haben der Menschheit evolutionär einen nicht zu unterschätzenden Vorteil verschafft. Ein Leben ohne Drogen mag wünschenswert sein, doch die Realität zeigt, dass es eher die Ausnahme als die Regel ist.

Der Missbrauch von Alkohol, Nikotin und weiteren weichen oder harten Drogen sowie Medikamenten ist weit verbreitet. Manche Substanzen sind leichter zugänglich als andere, und obwohl ihre oft dramatischen gesundheitlichen Folgen hinreichend bekannt sind, schreckt das viele nicht ab.

Die Notwendigkeit von Hochgefühlen

Was tun, wenn Hochgefühle ausbleiben, die Gefühlswelt in Langeweile zu versinken droht und der mentale Energiepegel ins Nichts fällt? Die neuronalen Netze sind auf „Abwechslung" programmiert: Eine eingefahrene Lebensweise bietet zwar Sicherheit, verliert aber mit der Zeit an mentalem Ertrag.

Manchmal braucht der Mensch außergewöhnliche Erlebnisse, die die neuronalen Netze kurzfristig überschwemmen und enorme mentale Energie freisetzen – Erlebnisse, die ihm für eine Weile ein Gefühl des Auflebens vermitteln. Dazu zählen intensive Naturerfahrungen, Kunstgenuss, spezielle Festivals oder tief bewegende zwischenmenschliche Begegnungen.

Ein zeitlicher Abstand zwischen solchen Spitzenmomenten ermöglicht es dem Gehirn, sich zu regenerieren und zu seinem ursprünglichen sensiblen Zustand zurückzufinden. Doch Ausnahmeerlebnisse sind nicht ohne Risiko: Sie können bestehende Lebensmuster in Frage stellen. Es erfordert Intelligenz und Selbstkontrolle, um sich solchen Erfahrungen auszusetzen und hinzugeben, ohne durch Fehleinschätzungen oder emotionale Kurzschlusshandlungen ins Chaos zu geraten.

Der Griff zu Drogen

Wenn alle Bemühungen scheitern, den mentalen Energiehaushalt durch natürliche Hochgefühle zu stabilisieren, greifen viele Menschen zu Drogen. Sie versprechen schnelle Belohnung, ohne dass zuvor ein echter Erfolg erarbeitet werden muss.

Zucker beispielsweise kann ohne umständlichen Stoffwechsel als hocheffizienter chemischer Energielieferant für den Organismus dienen. Nach jedem Schokoriegel schüttet das Gehirn als Belohnung „Belohnungssubstanz" und damit mentale Energie aus.

Auch Alkohol gehört für viele zur Selbstverständlichkeit: Das Glas Rotwein am Abend signalisiert Entspannung und bringt sie auch. Doch Alkohol ist ein Nervengift, dessen weitreichende Wirkung auf den Gesamtorganismus nicht zu unterschätzen ist.

Gesellschaftlicher Druck und mentale Energie

In modernen Gesellschaften befindet sich der Mensch fast durchgehend in einem mentalen Energiedefizit. Es geht längst nicht mehr nur darum, den Wohlstand zu steigern – oft ist es bereits eine Herausforderung, den aktuellen Lebensstandard zu halten.

Vor allem bewusste wie unbewusste Ängste angesichts einer unsicheren Zukunft senken den Energiepegel. Unter Dauerbelastung und chronischem Stress geraten die neuronalen Netze in einen Mangelzustand und sehen alles grau in grau.

Drogen im Alltag

Da mentale Ausgeglichenheit und innere Ruhe immer schwerer zu erreichen sind und gravierende Energieeinbrüche oft nicht mehr durch eigene Leistungen kompensiert werden können, greifen viele früher oder später zu Drogen – sei es Alkohol, Nikotin oder andere Substanzen, die helfen, die eigene mentale Situation zu verbessern.

Persönliche Verantwortung

Heute hat jeder nahezu freie Wahl, welche Drogen er konsumiert – und welche körperlichen, geistigen und mentalen Schäden er dafür kurz- oder langfristig in Kauf nimmt. Besonders problematisch sind Substanzen, die das Gehirn und damit die Persönlichkeit schnell und unumkehrbar verändern.

Doch liegt es nicht in der Verantwortung jedes Einzelnen, zu entscheiden, wie er seine mentale Balance aufrechterhält? Drogen gehören in den Bereich der Selbstverantwortung. Die Aufgabe der Gesellschaft besteht nicht darin, Konsum zu verbieten, sondern durch Aufklärung und gezielte Maßnahmen Bewusstsein zu schaffen und die Folgen zu minimieren. Ein „Qualitätsmanagement" könnte dazu beitragen, den Drogenkonsum durch Wissen und Einsicht anstelle von Verboten zu steuern.

Aufklärung und Prävention

Aufklärung darf nicht nur aus der Warnung vor schädlichen Wirkungen bestehen. Vielmehr sollte vermittelt werden, wie der menschliche Algorithmus arbeitet und wie mentale Energie so erarbeitet werden kann, dass Drogen möglichst gar nicht erst benötigt werden.

Doch nicht nur mental einigermaßen stabile Erwachsene kommen mit Drogen in Kontakt – auch labile Charaktere, Kinder und Jugendliche, sind betroffen. Gerade junge Menschen durchlaufen zum Teil heftige emotionale Höhen und Tiefen. Viele Erwachsene kämpfen ihr Leben lang um Stabilität und Resilienz.

Kinder und Jugendliche leben zudem in ihrer eigenen, oft abgeschotteten Gefühlswelt. Ihr Verhalten wird stark von ihrem sozialen Umfeld, insbesondere ihrer Peer-Group, beeinflusst. Eltern haben häufig kaum Einblick in das Innenleben ihrer Kinder – sie wissen nicht, was ihre Sprösslinge bewegt, welche Unsicherheiten sie plagen oder wonach sie sich sehnen. Anerkennung, klare Regeln und stabile Vorbilder sind für die mentale Entwicklung von großem Wert.

Effizienz und Motivation

Bei der Berechnung der Motivation wägt das Gehirn stets ab: Wie groß ist die zu erwartende Belohnung im Verhältnis zum Aufwand? Leicht zugängliche Pralinen werden schneller verzehrt, doch bereits kleine Hindernisse dämpfen die Motivation.

Die hohe Verfügbarkeit von Drogen steigert die Versuchung erheblich. Ist die Abhängigkeit erst einmal stark genug, sinkt die Hemmschwelle für kriminelles Verhalten rapide. Niemand kann jedoch ernsthaftes Interesse an einer „Drogen-Gesellschaft" haben, in der die Menschen dauerhaft berauscht und in ihrem Verhaltensrepertoire zunehmend eingeschränkt sind.

Die Versuchung und ihre Bewältigung

Oft entsteht die erste Versuchung, Drogen zu nehmen, in unerwarteten oder emotional aufgeladenen Situationen. Die Entscheidung fällt meist spontan – ohne die Möglichkeit, die Konsequenzen nüchtern abzuwägen. Wer unvorbereitet ist, wird leicht von der Atmosphäre überrumpelt und erkennt erst zu spät, welchen Fehler er begangen hat.

Eine wirksame Prävention besteht in einer tiefgehenden, praxisnahen Aufklärung. Menschen müssen lernen, verschiedene Szenarien durchzuspielen, um sich auf überraschende Situationen vorzubereiten. Nur wenn Zusammenhänge verständlich und altersgerecht vermittelt werden, kann das notwendige Wissen akzeptiert und verinnerlicht werden.

Fazit: Letztlich geht es nicht darum, ob Drogen konsumiert werden oder nicht – sondern um die Fähigkeit, langfristig bewusste Entscheidungen zu treffen: entweder für den konsequenten Verzicht oder für einen möglichst wenig schädlichen Umgang.

27.   Motivation

Der Wanderer und der Apfel

Thomas wandert gemächlich durch eine bildschöne Landschaft, genießt die frische Luft und die warme Sonne. Sein mentaler Energiepegel ist ausgeglichen – bis ihn nach einiger Zeit ein leises Hungergefühl daran erinnert, dass er seit Stunden nichts gegessen hat.

Mit jedem Schritt wird sein Hunger stärker, sein mentaler Pegel sinkt im Maß seines Hungergefühls ab und seine Wahrnehmung konzentriert sich nun immer stärker auf „etwas zu essen".

Da entdeckt er einen großen roten Apfel, hoch oben in einem Baum. Vor seinem inneren Auge läuft die Szenerie ab, wie er in den saftigen Apfel beißt, den süßen Geschmack auf der Zunge genießt und seine Energie zurückkehrt. Allein diese Vorstellung lässt seinen Energiepegel als Vorfreude wieder ansteigen.

Doch dann der Realitäts-Check: Der Apfel hängt weit oben. Klettern? Das ist riskant. Was, wenn er abrutscht? Je länger er über die Höhe nachdenkt, desto mehr sinkt sein Energiepegel wieder. Aber sein Algorithmus rechnet weiter. Wäre das Klettern wirklich so schwer? Er war als Kind oft auf Bäume geklettert – es müsste doch zu machen sein. Der Glaube an seine Kletterkünste bringt seinen mentalen Pegel erneut auf Höhe.

Allerdings war da noch eine andere Frage: Wem gehört der Apfel eigentlich? Sollte er einfach zugreifen? Ein besonders gewissenhafter Mensch hätte vielleicht gewartet, bis der Hunger unerträglich wurde, bevor er sich zu dem kleinen Diebstahl hinreißen ließ. Ein anderer hätte nicht gezögert – ein Apfel, der einfach da oben hing, war doch wohl für jeden da!

Sein knurrender Magen trifft die Entscheidung für ihn. Der Hunger ist nun so heftig, dass seine Motivation die Schwelle zur Handlung überschritten hat. Ohne weiter nachzudenken, setzt Thomas zum

Klettern an. Mit beherztem Griff zieht er sich hoch, klettert Ast für Ast – und hat schließlich den Apfel in der Hand. Welche Freude!

Doch als er ihn umdreht: Die Rückseite ist braun und faulig. Die Enttäuschung trifft ihn wie ein Schlag. Die mentale Energie, die er sich vorfreudig einverleibt hat, verpufft in einem Augenblick. Und als wäre das nicht genug, hört er plötzlich eine Stimme unter sich: „Was machst du da auf meinem Baum?"

Thomas schluckt. Er hatte sich die Situation ganz anders vorgestellt – als einfachen Erfolg, als schnelle Belohnung. Jetzt klammert er sich an einen starken Ast, mit einem ungenießbaren Apfel in der Hand, seinem mentalen Energiepegel am Boden, und mit einem wütenden Landwirt, der ihn argwöhnisch mustert. Der Preis für eine Fehleinschätzung kann hoch sein…

Investition von mentaler Energie

Um seine Ziele zu verwirklichen und dafür mit mentaler Energie belohnt zu werden, muss ein Mensch zunächst aus seinem Energiekonto mentale Energie in erfolgversprechende Unternehmungen investieren. Doch welche inneren und äußeren Bedingungen motivieren ihn zu einer bestimmten Aktivität?

Einerseits sind es grundlegende Bedürfnisse wie Hunger, Durst oder nach sozialer Nähe, andererseits äußere Anforderungen oder persönliche Ambitionen. Häufig ist für eine besondere Handlung ein komplexes Zusammenspiel vieler Faktoren erforderlich.

„Der Wanderer und der Apfel"

Ein Wanderer spaziert wie oben mit ausgeglichenem mentalem Energiepegel durch eine reizvolle Landschaft und genießt das schöne Wetter.

Doch mit der Zeit regt sich der Hunger, sein Energiepegel sinkt, und Stresshormone werden ausgeschüttet, um körperliche und mentale Ressourcen für die Nahrungssuche bereitzustellen. Die für Nahrungsbeschaffung zuständigen neuronalen Netze richten seine Wahrnehmung auf Essbares aus.

Plötzlich entdeckt er einen prächtigen roten Apfel hoch oben im Baum. Eine Welle mentaler Energie durchströmt ihn – sein Algorithmus hat eine Zukunftsvision erstellt: Der Apfel wird seinen Hunger stillen und ihm Genuss bereiten.

Bereits diese Vorstellung löst die Ausschüttung von Belohnungssubstanzen aus, die Vorfreude lässt seinen Energiepegel sogar in den Bereich der Euphorie ansteigen. Die Lösung des drängenden Hungerproblems erscheint am Horizont. Wieviel muss ich investieren, um den Apfel in Händen zu halten?

Die Priorität wechselt daher zu den neuronalen Netzen, die für die Einschätzung von Aufwand und Risiko zuständig sind. Der Apfel hängt recht hoch im Baum. Die abgeschätzte Investition des Kletterns mit dem Risiko, vom Baum zu fallen, lässt den Energiepegel um diesen Betrag wieder sinken.

Traut er sich zu, den Baum zu erklimmen? Sein Algorithmus bewertet seine Kletterfähigkeiten, und als er zu dem Schluss kommt, dass er es schaffen könnte, steigt sein Energiepegel erneut. Die Bilanz aus diesen Zu- und Abflüssen mentaler Energie ergibt schließlich das Maß der Motivation, auf den Baum zu klettern.

Verzerrung der Realität

Bei leichtem Hunger reicht die Motivation noch nicht aus, um das Klettern in Angriff zu nehmen. Doch je stärker das Hungergefühl wird, desto mehr „modifiziert" der Algorithmus die Realität: Der wachsende Hunger lässt den Apfel immer attraktiver erscheinen, während das wahrgenommene Risiko des Kletterns geringer eingeschätzt wird.

Warum diese Verzerrung? Weil neuronale Netze erst aktiv werden, wenn bestimmte Reizschwellen überschritten sind – größere Vorfreude und weniger Risikoempfinden bedeuten einen zusätzlichen Schub für die Motivation.

Die Rolle sozialer Aspekte

Der Apfel gehört dem Wanderer nicht. Ein besonders sozialer Mensch würde vielleicht warten und sich erst bei übermächtigem Hunger des Apfels bemächtigen. Ein egoistisch ausgelegter Wanderer hingegen würde ihn sich bereits bei kleinerem Hunger und ohne soziale Bedenken aneignen.

Erfolg oder Enttäuschung: Die Realität

Den ersehnten Apfel in der Hand, zeigt sich, ob die Erwartung der Realität standhält:

- Ist der Apfel tatsächlich so schmackhaft wie erwartet?
- War der Aufwand höher oder niedriger als gedacht?
- Reichten die Kletterkünste aus oder wäre der Kletterer fast vom Baum gefallen?
- Ist der Diebstahl unbemerkt geblieben?

Wenn sich die Vorabschätzung bestätigt, fließt dem Wanderer eine Menge mentaler Energie zu. Und wenn der Apfel auf der Rückseite faulig ist? Dann fällt der Energiepegel abrupt ab – die zuvor erlebte Vorfreude muss als Enttäuschung „zurückgezahlt" werden. Die Frustration steigt, insbesondere wenn der Wanderer beim Klettern auch noch beinahe vom Baum gefallen wäre.

Die Schlussbilanz fällt katastrophal aus, wenn zu allem Überfluss auch noch der Besitzer des Baumes auftaucht und ihn zur Rede stellt. Alles in allem: Das Risiko war hoch, die Belohnung blieb aus – leider eine Fehlentscheidung mit empfindlichem Verlust an mentaler Energie.

Motivation bei geringem Aufwand

Je niedriger der Aufwand, desto stärker fällt die Motivation aus. Ein Apfel in Griffweite benötigt nicht einmal Hunger, um gepflückt zu werden. Wem er gehört, wird dabei zur Nebensache – das Prinzip „Gelegenheit macht Diebe" greift.

Ein Beispiel aus dem Alltag: Wer abnehmen möchte, sollte Chips, Nüsse und Schokolade nicht in Reichweite haben. Denn wenn die Erwartung groß und der Aufwand minimal ist, wird die „Versuchung" auf jeden Fall siegen.

Einfluss des mentalen Energiepegels auf die Motivation

Befindet sich der Wanderer zu Beginn seiner Wanderung bereits in einem mentalen Tief, wird der aufkommende Hunger seinen mentalen Energiepegel darüber hinaus noch weiter senken. In diesem Zustand steigt die Wahrscheinlichkeit, dass er viel früher auf den Baum klettert – nicht nur aus Hunger, sondern um seine mentale Anspannung zu verringern.

Ein besonders erfahrener Kletterer wiederum wird das Klettern zum Apfel einfach als sportliche Herausforderung sehen. In diesem Fall genügt seine Freude an der eigenen Fähigkeit als Antrieb – Hunger braucht er nicht dazu.

Der Erfolg einer Handlung hängt im Wesentlichen also von drei Faktoren ab:

- Der richtigen Einschätzung der Situation
- Der realistischen Bewertung der eigenen Fähigkeiten
- Der optimalen Wahl des Zeitpunkts

Wird ein Bedürfnis nämlich zu lange unterdrückt, verzerrt der unter Stress geratene Algorithmus die Wahrnehmung so stark, dass unrealistische Erwartungen oder unbedachte Handlungen die Folge sind:

Winfried schwärmt für Anna, traut sich aber nicht, sie anzuspre-

chen. *Je länger er wartet, desto größer werden seine Erwartungen. Schließlich ergibt sich eine Gelegenheit – doch er hat sich so sehr in seine Vorstellung hineingesteigert, dass er sich selbst und Anna mit überzogenen Erwartungen überfordert.*

Die Überlegungen lassen sich auch auf andere Szenarien anwenden:

Ben und die Bootslampe

Mein amerikanischer Freund Ben erzählt mir stolz, dass er sich für 10 Dollar eine neue Bootslampe gekauft hat – fast 3 Dollar günstiger als im Store des Segel-Clubs. Und wo? „Ein bisschen außerhalb…" „Wie lange bist du gefahren?" „Na, so eine Stunde bis dorthin." „What? Zwei ganze Stunden Fahrt für nur 3 Dollar Ersparnis? Das soll ich glauben?"

Das hätte sich doch nie und nimmer gerechnet, lieber Ben – viel zu wenig Belohnung für den Aufwand. Aber nach zwei Drinks kam die Wahrheit ans Licht: Er genießt es, allein im Auto zu fahren, weil er sich dabei endlich entspannen und ungestört seine Lieblingsmusik hören kann. Und nach einem weiteren Drink gestand er schließlich: Er hatte vor ein paar Tagen in dem Store eine hübsche Verkäuferin kennengelernt. Plötzlich machen die drei Dollar offensichtlich Sinn…

Motivation und Arbeitsleistung

Am Arbeitsplatz ist Motivation neben fachlicher und sozialer Kompetenz der entscheidende Faktor für Leistungsfähigkeit. Die Belohnungserwartung setzt sich aus einer Vielzahl von Aspekten zusammen, z.B. Bezahlung, Firmenwagen, Entscheidungsfreiheit, Aufstiegsmöglichkeiten, gute Ausstattung, Identifikation mit Unternehmenszielen, Zusatzangebote wie Kinderbetreuung, Fitnessräume oder kostenloser Kaffee.

Dagegen steht die Investition, z.B. ein langer Arbeitsweg, hohe Stressbelastung, schlechte Führung, fehlende soziale Einbindung, mangelnde Kommunikation.

Alle diese Faktoren zusammen ergeben die Motivation eines Mitarbeiters – und damit indirekt seine Produktivität.

Negative Einflüsse und ihre Folgen

Unter einer geringen Motivation leidet nicht nur die Arbeitsleistung, sondern auch deren Qualität. Kreativität und strategisches Denken sind nicht zu erwarten. Zudem sinkt der mentale Energiepegel des Arbeitenden, was ihn dazu zwingt, Energie aus anderen Quellen zu schöpfen – sei es durch soziale Kontakte, Essen und Trinken oder sogar aggressives Verhalten oder Drogen.

Fazit: Die Höhe der Motivation ist eine Abwägung des Algorithmus aus vielen Einzelaspekten. Ganz im Vordergrund steht jedoch die Effizienz als Belohnungserwartung im Verhältnis zum Aufwand:

Ist die Belohnungserwartung besonders hoch, spielt der Aufwand kaum mehr eine Rolle.

Geringerer Aufwand: bereits kleine Rabatte können die Motivation zum Kauf stark erhöhen.

28. Wachstum

Elias und das Wachstum

Elias saß auf einer Parkbank und betrachtete die geschäftige Welt um sich herum. Hochhäuser ragten in den Himmel, Straßen waren verstopft mit Autos, Werbetafeln flimmerten und priesen unablässig neue Produkte an. Alles drehte sich um Wachstum, um Steigerung, um mehr. Doch Elias fragte sich: Wohin soll das führen?

Sein Großvater hatte oft von der Nachkriegszeit erzählt, von Mangel und Entbehrung. Damals sei Wachstum die Rettung gewesen, hatte er gesagt. Doch nun, Jahrzehnte später, schien dieses Wachstum eher eine Last zu sein. Die Städte platzten aus allen Nähten, die Menschen arbeiteten bis zur Erschöpfung, und trotz des Überflusses schien niemand wirklich zufriedener zu sein.

Elias fragte sich, ob es einen Punkt gibt, an dem Wachstum in eine Phase der Sättigung übergeht. Und wenn ja, was dann? Muss es zwangsläufig einen Crash geben, eine Art Zusammenbruch, damit wieder Platz für Neues entsteht? Wie ein Waldbrand, der alles Alte niederbrennt, um fruchtbaren Boden für junge Pflanzen zu schaffen?

Er dachte an seinen eigenen Alltag. Mehr Arbeit, mehr Geld, mehr Erfolg – das war das Mantra, dem er gefolgt war. Doch je mehr er hatte, desto leerer fühlte er sich. War es möglich, dass das System selbst auf einem fehlerhaften Algorithmus beruhte? Dass die Idee des unbegrenzten Wachstums nicht nur in der Wirtschaft, sondern auch im menschlichen Geist verankert war, obwohl sie irgendwann an ihre Grenzen stößt?

Während Elias über diese Gedanken brütete, bemerkte er einen kleinen Jungen, der mit Bauklötzchen spielte und versuchte, diese möglichst hoch aufeinander zu türmen. Jedes Mal, wenn der Turm zu hoch wurde, fiel er um, und der Junge begann von vorne. Elias musste lächeln. Vielleicht war das die Antwort: Wachstum bis zu einem gewissen Punkt, dann Zusammenbruch, und danach ein Neuanfang. Nicht als Katastrophe, sondern als natürlicher Kreislauf.

Mit einem neuen Gefühl der Klarheit stand Elias auf. Vielleicht musste er nicht mehr und mehr anhäufen, sondern lernen sich zu fragen: „Wann ist genug denn genug?". Ein Gleichgewicht zwischen Steigerung und Stabilität, zwischen Fortschritt und Zufriedenheit. Vielleicht lag darin die wahre Kunst des Lebens.

Steigerung

Ist menschliches Leben nur mit andauernder Steigerung denkbar und Wachstum ein Naturgesetz? Da unbegrenzte materielle Steigerung bei begrenzten Ressourcen und bereits bestehender Überbevölkerung auf Dauer nicht möglich ist, stellt sich die Frage, was geschieht, wenn Wachstum in eine Phase der Sättigung übergeht. Muss es zwangsläufig zu einem zerstörerischen Crash kommen, um erneut Möglichkeiten zur Steigerung zu schaffen?

Der „biologische Algorithmus"

Roboter „Roby" wird durch einen programmierten Algorithmus gesteuert. Während er Schritt für Schritt vorwärts marschiert, scannt er mit seinen Sensoren unablässig die Umgebung ab und entscheidet bei jedem Durchlauf neu, was er als Nächstes tut.

Das menschliche Gehirn arbeitet auf ähnliche Weise, jedoch mit einem „biologischen Algorithmus". Dieser wurde nicht von einem Programmierer entworfen, sondern hat sich über Jahrtausende hinweg durch Evolution mit dem Ziel der „Existenz bis in alle Ewigkeit" selbst optimiert. Trotz zahlreicher Unzulänglichkeiten ist er erstaunlich erfolgreich. Aus technischer Sicht wäre der menschliche Algorithmus jedoch eine Katastrophe: keine objektive Wahrnehmung, keine realistische Datenverarbeitung und keine stabile Regelung der mentalen Balance.

Erfolg des menschlichen Gehirns

Ein Jammer! Statt eine konstante Leistung wie ein Computer-Chip zu gewährleisten, führt der biologische Algorithmus den Menschen bei einem niedrigen Energiepegel in eine Abwärtsspirale: Je niedriger der Pegel, desto geringer Leistungsfähigkeit und Lebensgefühl. Dies beschleunigt den Abstieg zusätzlich. Das Ergebnis: ein instabiler Energiehaushalt mit großen Schwankungen und Tiefpunkten.

Kein Programmierer würde je ein solches System entwerfen: kein klares Konzept, keine Strategie, ein zufälliges, labiles, aber extrem gut vernetztes und – kreatives – Stückwerk.

Überforderung des Gehirns im modernen Alltag

Das Gehirn arbeitet so gut wie immer an seiner Belastungsgrenze und muss daher mit seiner chemischen, wie auch seiner mentalen Energie scharf haushalten und wird bei jeder Aktivität, sei dies die Wahrnehmung, die „Datenverarbeitung" oder die Ausführung, streng darauf achten, dies mit möglichst wenig Verbrauch an Ressourcen zu tun.

Das menschliche Gehirn sieht sich auch stark gefordert: Unzählige Produkte in den Supermarktregalen, immer komplexere Technologien – vom smarten Kühlschrank bis zum vernetzten Geschirrspüler. Wie werden diese Geräte gesteuert? Wo landen die gesammelten Daten? Man weiß es nicht – und vertraut darauf, dass „schon alles seine Ordnung haben wird".

In der modernen Welt reicht eine gute Ausbildung und ein breites Fähigkeitsspektrum nicht mehr aus, um erfolgreich zu sein. Oft entscheidet der Pegel an mentaler Energie über Leistungsfähigkeit und Wohlbefinden. Ein niedriger Energiepegel führt in den „Notbetrieb" – bei anhaltendem Tief droht der Burnout.

Einzigartigkeit des Menschen

Normalität existiert nur statistisch: Jeder Mensch ist ein Unikat mit individuellen Eigenschaften und Fähigkeiten. Auch die Sozialisation gleicht einem Glücksspiel: In manchen Familien, Staaten oder Religionen herrschen besondere Erziehungsmethoden oder fragwürdige Kulturnormen.

Der Mensch ist im Alltag zahlreichen Bedürfnissen und Anforderungen ausgesetzt und oft Sklave seiner eigenen Stimmungen. Ob jemand produktiv arbeiten kann oder nur noch auf „Autopilot" funktioniert, hängt maßgeblich von seinem Energiepegel ab.

29. Der Drang zur Steigerung

Steigerung als Grundprinzip neuronaler Netze

Warum in aller Welt kann der Mensch nicht einfach mit dem Erreichten zufrieden sein? Die Antwort ist einfach: Steigerung muss sein! Dieser Motor des Fortschritts ist untrennbar mit der Arbeitsweise neuronaler Netze verbunden.
Während ein Roboter wie „Roby" auf fest verdrahteten Chips basiert, sind neuronale Netze lebendig, dynamisch und auf Expansion ausgerichtet. Die Evolution selbst konnte sich nur durch diesen intrinsischen Drang nach Wachstum und Steigerung so erfolgreich entwickeln.

Der Druck der Evolution

Wenn kein Wachstum oder zumindest keine Veränderung mehr möglich ist, leert sich das Energiekonto und es entstehen Probleme: für den Einzelnen, der nach mehr Freiraum strebt, um seinen mentalen Pegel aufrechtzuerhalten – notfalls auch auf Kosten anderer – und für die Gesellschaft als Ganzes, da endloses Wachstum bei begrenzten Ressourcen nicht möglich ist. Eine politische Verlagerung an die Ränder des Spektrums, sei es nach links oder rechts, ist ein Alarmsignal dafür, dass der mentale Energiepegel in der Gesellschaft insgesamt sinkt.

Konsequenzen für die Gesellschaft

Eine wachsende Zahl von Menschen kann ihren mentalen Energiehaushalt im bestehenden System nicht mehr stabilisieren. Überforderung, Unsicherheiten und schlechte Zukunftsperspektiven führen zu einem dauerhaften Energiedefizit. Dies veranlasst neuronale Netze dazu, gesellschaftliche Normen und Grenzen infrage zu stellen.

Angriffe auf gesellschaftliche Strukturen

Polizisten werden attackiert, weil sie als Wächter dieser gesellschaftlichen Grenzen fungieren – Grenzen, die überschritten werden müssen, wenn der individuelle Algorithmus es aufgrund eines
kritischen Energiepegels erzwingt. Die Forderung nach mehr „Freiheit" ist in diesem Kontext der Versuch, sich zusätzliche mentale
Energie zu sichern. Doch was passiert, wenn alle ihre eigenen
Grenzen neu definieren und diese auf Kosten anderer ausweiten?
Ein solcher Zustand würde zwangsläufig zu bürgerkriegsähnlichen
Zuständen führen.

Die Eisberg-Methode

Auch wenn es sich bei radikalen Vorfällen um Einzelfälle handelt,
sind sie Indikatoren für einen zunehmend instabilen gesellschaftlichen Zustand. Die sogenannte Eisberg-Methode betrachtet diese
Vorfälle als sichtbare Spitze eines viel größeren, verborgenen Problems. Die entscheidende Frage lautet: Wer sind diese Ausreißer
und was treibt sie um?

Ursachen

Dies sind oft Menschen, deren Energiepegel so weit gesunken ist,
dass soziale Hemmschwellen nicht mehr ausreichen, um aufgestaute Aggressionen zu kontrollieren. Sobald sich eine Gelegenheit
bietet, in der sie sich risikolos überlegen fühlen, entlädt sich die
Gewalt. Dabei geht es nicht nur um Frustration – es ist der Versuch, durch Machtausübung mentale Energie auf Kosten anderer
zu gewinnen. Dies markiert oft den ersten Schritt einer Minderheit
in Richtung Gewaltherrschaft.

Beispiele für Aggression und Energiemangel

Wachsende Aggressionen im Umgang miteinander, am Arbeitsplatz, in der Schule, im Straßenverkehr oder im Sport sind deutli-
che Anzeichen für einen gesellschaftlichen Energiemangel. Ein weiteres Indiz ist das zunehmende Auseinanderdriften sozialer Hal-
tungen: Während einige durch ehrenamtliches Engagement ihre
mentale Energie aus Anerkennung schöpfen, ziehen andere ihren
Nutzen aus Egoismus, Kriminalität und der Unterdrückung anderer.
In beiden Fällen geht es um die existenzielle Notwendigkeit, ein
Defizit an mentaler Energie auszugleichen.

30. Pionierzeit und Sättigung: der „Sägezahn"

Die Geschichte von Novatech – Vom Aufstieg zur Stagnation

Als junge Ingenieurin hatte Jolanda immer von einer eigenen Tech-nologie-Firma geträumt. Sie war fasziniert von neuen Ideen und davon überzeugt, dass sie mit ihrer Erfindung – einem revolutionä-ren Energiespeicher – den Markt verändern könnte. Mit einer klei-nen Gruppe gleichgesinnter Tüftler gründete sie "Novatech". In dieser Anfangsphase war alles dynamisch: lange Nächte im Labor, leidenschaftliche Diskussionen über die besten Lösungswege und der unaufhaltsame Wille, erfolgreich zu sein und die Welt ein Stück besser zu machen.

Die ersten Jahre waren hart, aber voller Energie. Jeder im Team übernahm Verantwortung, ohne starre Hierarchien. Die gemein-same Vision und der Glaube an den Erfolg trieben sie an. Bald ge-lang der Durchbruch: Ein Großauftrag sicherte nicht nur die Finan-zierung, sondern katapultierte Novatech in die Liga der ernstzu-nehmenden Marktteilnehmer. Das Unternehmen wuchs schnell, zog Investoren an und expandierte international. Jolanda war stolz – ihr Traum wurde zur Realität.

Die Verwalterphase: Bürokratie erstickt die Dynamik

Doch mit dem Erfolg kamen auch fragliche Entwicklungen. Neue Führungskräfte wurden eingestellt, hierarchische Strukturen muss-ten geschaffen werden. Jolanda blieb nicht verborgen, dass ihr Unternehmen sich grundlegend wandelte: Anstelle spontaner, auf Fachkenntnis beruhender Entscheidungen, traten langwierige Mee-tings, statt mutiger Innovationen wurden Risiken vermieden. Die neue Geschäftsleitung bestand zunehmend aus Managern, die sich darauf spezialisiert hatten, laufende Prozesse zu optimieren, an-statt Neues zu erdenken und zu wagen. Die kreativen Köpfe, die

Novatech einst groß gemacht hatten, fühlten sich zunehmend eingeengt und verließen einer nach dem anderen das Unternehmen.

Jolanda spürte, dass die Innovationskraft der Firma dahinschwand. Während Novatech früher den Markt anführte, holten agilere Start-ups auf und präsentierten eigene, weiterentwickelte Lösungen. Doch anstatt sich anzupassen, verharrte Novatech in etablierten Strukturen. Entscheidungen zogen sich über Monate hin, und das Unternehmen wurde zunehmend träge. Die einst vorwärtsdrängende Dynamik war bürokratischer Verwaltung gewichen.

Eines Tages saß Jolanda in einem Meeting, in dem es nicht um neue Ideen, sondern um die Reduzierung von Kosten und Risiken ging. Sie erkannte, dass ihr Unternehmen an einem kritischen Punkt stand: Entweder würde Novatech den Mut aufbringen, sich erneut zu wandeln, oder es würde in der Stagnation verharren – mit dem Risiko des schleichenden Niedergangs.

Jolanda wusste, dass sie eine Entscheidung treffen musste. Würde sie es schaffen, Novatech wieder in die Spur zu bringen und die Innovationskraft zurückzuholen? Oder war der Moment gekommen, sich zurückzuziehen und anderswo ganz neu anzufangen?

Vom Aufstieg zur Stagnation

Organisationen – seien es Unternehmen, Institutionen oder Gesellschaften – durchlaufen oft einen natürlichen Lebenszyklus. Dieser beginnt mit dynamischem Wachstum, gefolgt von einer Phase der Stabilisierung, bevor es ohne rechtzeitige Erneuerung zur Stagnation und schließlich zum Niedergang kommen kann. In jeder Phase stehen Organisationen vor unterschiedlichen Herausforderungen, die stark von der Art und Qualität der Führung abhängen.

Die Pionierphase: Innovation und Wachstum

Es beginnt mit der Pionierphase, die von Kreativität, Mut und Unternehmergeist geprägt ist. In dieser Phase sind es die sogenannten „Macher", die mit fachlicher Exzellenz, Entschlossenheit und Innovationsfreude erste Strukturen schaffen und die Weichen für den Erfolg der Organisation stellen. Pioniere haben eine klare Vision und setzen diese mit hoher Kompetenz, harter Arbeit und Risikobereitschaft um.

Das Wachstum ist in dieser Phase oft rasant, da die Organisation flexibel und anpassungsfähig agiert. Noch existieren keine starren Strukturen, sodass die Dynamik genutzt wird, um sich von der Konkurrenz abzuheben und neue Märkte zu erschließen.

Die Verwalterphase: Bürokratie statt Dynamik

Nach der Aufbauphase folgt oft ein Wandel: Die Organisation entwickelt sich von der Pionier- in die Verwalterphase. Mit zunehmendem Erfolg entstehen feste Strukturen, und es treten verstärkt Führungskräfte in Erscheinung, die sich weniger durch Innovationskraft und Unternehmergeist, sondern mehr durch Verwaltungsfähigkeiten und dem Verfolgen eigener Interessen auszeichnen. Diese „Verwalter" konzentrieren sich darauf, bestehende Erfolge zu nutzen und zu verwalten, anstatt neue Wege zu erdenken und zu beschreiten.

Während Pioniere auf Flexibilität und Veränderung setzen, legen Verwalter den Fokus auf Routine und etablierte Prozesse. Entscheidungswege werden länger, und die Innovationskraft schwindet. Die zunehmende Bürokratisierung minimiert Risiken, verringert jedoch gleichzeitig die Anpassungsfähigkeit der Organisation. Setzt sich dieser Trend fort, verliert die Organisation ihre führende Position, da sie zunehmend von agileren Wettbewerbern überholt wird.

Stagnation und Niedergang

Ohne rechtzeitige Erneuerung folgt auf die Verwalterphase die Stagnation. Die Organisation verliert ihre Innovationskraft und ihre Fähigkeit, auf sich verändernde Markt- oder Umfeldbedingungen einzustellen. Die Führung agiert defensiv und ist oft mehr mit dem eigenen Machterhalt beschäftigt als mit der strategischen Weiterentwicklung. Statt aktiv nach neuen Chancen zu suchen, begnügt man sich damit, einfach so weiter zu machen.

Stagnation und Niedergang vollziehen sich meist schleichend. Da die Organisation sich noch auf vergangenen Erfolgen ausruht, werden notwendige Reformen hinausgezögert. Der eigentliche Abstieg wird häufig erst erkannt, wenn es bereits zu spät ist, um gegenzusteuern.

Die Notwendigkeit der Erneuerung

Das Problem ist, dass die richtungsweisenden Positionen mit „Verwaltern" besetzt sind. Um Stagnation und Niedergang zu vermeiden, wäre eine kontinuierliche Erneuerung erforderlich. Aber wie in aller Welt, sollte es möglich sein, mit fachlich beschränkten Köpfen, denen die Fähigkeit zu strategischem oder kreativem Denken und Handeln fehlt, zu neuen Ufern aufzubrechen? Dazu müsste man ja verkrustete Strukturen aufbrechen und kompetente, zukunftsorientierte Führungskräfte etablieren, die den Innovationsgeist der Pionierphase wiederbeleben.

Eine erfolgreiche Organisation muss eine Balance zwischen bewährten Strukturen und neuen Ideen finden. Nur durch einen stetigen und bewussten Erneuerungsprozess mit Flexibilität und Offenheit für die Weiterentwicklung kann langfristiger Erfolg gesichert werden.

Der „Sägezahn": Mentaler Niedergang trotz Wohlstandes

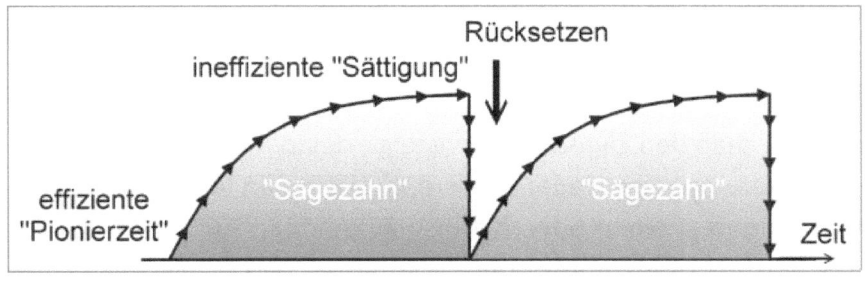

Der „Sägezahn"

Gerade in Zeiten des Wohlstands lässt sich ein geistiger und gesellschaftlicher Qualitätsverlust beobachten – ähnlich einer schleichenden Degeneration. Trotz Frieden, wirtschaftlichen Erfolgs und individueller Freiheit scheinen Wissen, hohe Kompetenz und geistige Vitalität zu schwinden, während gleichzeitig Verunsicherung und Unzufriedenheit zunimmt. Dieses Phänomen lässt sich durch den sogenannten 'Sägezahn-Effekt' näher beleuchten.

Der Sägezahn-Effekt: Vom Aufstieg zur Stagnation

Der „Sägezahn" veranschaulicht die zyklische Dynamik von Aufstieg und Niedergang. In Zeiten des Wohlstands neigen Gesellschaften dazu, sich wie eine Organisation auf ihren Errungenschaften auszuruhen. Die Dringlichkeit, Innovationen voranzutreiben und Herausforderungen aktiv anzugehen, schwindet. Lockeres Geld und kurzfristiger Konsum rückt in den Vordergrund, während langfristige Ziele in den Hintergrund treten. Bequemlichkeit und Selbstzufriedenheit nehmen zu, während Bildung, harte Arbeit und Disziplin an Bedeutung verlieren.

Diese Entwicklung führt zu einer schleichenden Erosion jener Grundpfeiler, die den Wohlstand überhaupt erst ermöglicht haben.

Ohne den kontinuierlichen Antrieb zur Erhaltung und Weiterentwicklung setzt eine Phase der Sättigung ein, die die Gesellschaft zunehmend anfällig für Krisen macht.

Sättigung

Je weiter man den Sägezahn hochsteigt, desto mühsamer zeigt sich der weitere Aufstieg. Jeder weitere Zugewinn an Status und Wohlstand erfordert einen unverhältnismäßig hohen Aufwand. Die Gesellschaft investiert immer mehr Energie in den Erhalt des bestehenden Systems, das jedoch immer weniger mentale Energie zurückgibt.

Dies löst eine Abwärtsspirale aus: Der mentale Energiepegel sinkt, während jahrelang verdrängte Probleme sich immer weiter auftürmen.

Überempfindlichkeit und Widerstand gegen Veränderung

Ein niedriger mentaler Energiepegel macht Menschen und Gesellschaften überempfindlich. Selbst geringfügige Einschränkungen werden als unzumutbar empfunden ("Was? Ich soll kürzer duschen?"). Gleichzeitig stoßen progressive Ideen auf Widerstand. Dieser Teufelskreis der Stagnation setzt sich fort, da Leistung und Erneuerung nun nicht mehr als vorbildhaft und wertvoll, sondern als unmittelbare Bedrohung empfunden werden.

Der Weg nach vorne

Um den Zyklus von Aufstieg, Stagnation und Niedergang zu durchbrechen, muss die Gesellschaft ihren mentalen Energiepegel bewusst erhöhen. Dies erfordert eine Rückkehr zu den Prinzipien der Pionierphase: Innovation, Leistungsbereitschaft und kollektive Anstrengung. Der Schlüssel liegt darin, langfristig zu denken, Innovation zu fördern und Krisen nicht abzuwarten, sondern Vorsorge zu treffen und diesen aktiv zu begegnen. Nur so kann eine Gesellschaft ihren Wohlstand nachhaltig sichern und eine lebenswerte Zukunft bieten.

Die Geschichte als Beispiel

Aber warum setzt dieser mentale Niedergang ein, obwohl es den Menschen besser geht als je zuvor? Über Jahrzehnte herrschte in vielen Teilen der Welt Frieden, niemand musste hungern oder frieren. Bis zu den jüngsten Krisen – der Corona-Pandemie sowie den Kriegen in der Ukraine und im Nahen Osten – schien Wohlstand allgegenwärtig.

Die Menschen hatten die Freiheit zu reisen und sich vieles zu leisten. Und doch ist ein Rückgang an mentaler Energie, geistiger Vitalität und Vertrauen in die Führung erkennbar. Dieser Widerspruch zeigt, dass Wohlstand allein nicht ausreicht, um eine Gesellschaft dynamisch und widerstandsfähig zu halten. Vielmehr erfordert es eine stetige Reflexion und Anpassung, um dem natürlichen Zyklus von Aufstieg und Niedergang entgegenzuwirken.

Zurück auf Null

Nach dem Zweiten Weltkrieg lag Europa in Trümmern: Städte und Industrien waren zerstört, unzählige Menschenleben und Existenzen vernichtet – ein brutales Zurücksetzen auf nahezu null. Doch anstatt in Verzweiflung zu verharren, packten die Überlebenden tatkräftig an. Die sogenannten „Trümmerfrauen" räumten die Schuttberge beiseite, während in den Hinterhöfen eifrig getüftelt wurde.

Einer dieser Pioniere begann, Bakelit-Hülsen für elektrische Stecker in Handarbeit zu pressen – ohne Feierabend, ohne Wochenende. Was als bescheidene Pionierarbeit begann, wuchs im Laufe der Jahre zu einem kleinen Unternehmen heran, das schließlich zu einem bedeutenden Betrieb aufstieg.

Zeit der Pioniere

In der Pionierphase der Nachkriegszeit war die mentale Energie der Menschen durch unmittelbar spürbare Erfolge und die Aussicht auf weiteren Fortschritt stark aktiviert. Mit vollem Einsatz und hoher Effizienz arbeiteten sie daran, ihr Leben zu verbessern – jeder kleine Fortschritt war sichtbar, spürbar und wurde hochgeschätzt. Die Ansprüche waren bescheiden: kein Krieg, kein Hunger, ein warmes Zuhause und die Möglichkeit, einer Arbeit nachzugehen.

Der Neustart nach dem Krieg führte auch zu einer geistigen Erneuerung: Alte, überholte Lebensmuster wurden infrage gestellt, und das Geschlechterverhältnis veränderte sich grundlegend. Die 68er-Bewegung brachte schließlich eine tiefgreifende gesellschaftliche Neuorientierung – weg vom Obrigkeitsdenken hin zu mehr Individualismus und dem Streben nach einem selbstbestimmten, erfüllten Leben.

Es wird mühsam

Doch irgendwann wurde der Aufstieg auf dem „Sägezahn" immer mühsamer. Für einen kleinen Zugewinn an Status war plötzlich ein unverhältnismäßig großer Aufwand nötig, und die Anstrengungen im „Hamsterrad" wurden zunehmend erschöpfender.

Der menschliche Geist jedoch verträgt keine Sättigung ohne Aussicht auf weitere Steigerung: Häuser und Gärten mussten noch repräsentativer, Speisen und Getränke noch exquisiter, Autos noch größer und luxuriöser werden, Urlaube noch häufiger und ausgedehnter.

Oben, an der Spitze des Sägezahns, wird schließlich alle Energie darauf verwendet, das zunehmend ineffiziente und träge gewordene System – geprägt von einer Überzahl an „Verwaltern" – überhaupt aufrechtzuerhalten. Doch dieses wirft immer weniger mentale Energie ab. Innere Nöte und Ängste nehmen zu, und die „Abwärtsspirale" beginnt.

Der mentale Pegel sinkt, während jahrelang verdrängte Probleme sich zu einem unüberwindbaren Berg auftürmen: Pandemie, Klimawandel, Energiemangel, Wassermangel, verfallende Infrastruktur, unkontrollierte Flüchtlingsströme, anhaltende Inflation. Das Leben wird immer teurer, und gerade Grundbedürfnisse wie Nahrung, Energie und Wohnen werden zur Herausforderung.

Diese Belastungen führen zu einer dauerhaften mentalen Überforderung, da viele drängende Probleme zu lange ignoriert wurden. Gleichzeitig mangelt es – durch eine Überzahl an Inkompetenten – an langfristigem Denken, strategischer Weitsicht und konsequentem Handeln. Das Resultat: Der mentale Pegel der Gesellschaft sinkt weiter ab.

Fazit: Aufgrund der erdrückenden Übermacht der „Verwalter" ist es für eine Gesellschaft kaum noch möglich, sich aus eigener Kraft neu auszurichten und den „Machern" wieder mehr Einfluss zu verschaffen. Es läuft doch noch „irgendwie" weiter …

Vielleicht braucht es erst einen äußeren Feind, gegen den wir uns wehren müssen – jemanden, der mit einem harten Tritt in den trägen Hintern einer übersättigten Gesellschaft deren Überlebensinstinkte reaktiviert.

31.   Leistung und Wohlfühlen

Die Geschichte von Georg und der neuen Arbeitswelt

Georg hatte es weit gebracht. Als junger Ingenieur hatte er sich jahrelang in seinem Job engagiert, Verantwortung übernommen und viele Überstunden geleistet. Er glaubte an das Leistungsprinzip, an Fleiß und an das Streben nach Exzellenz. Doch in den letzten Jahren hatte sich etwas verändert. Die Welt um ihn herum schien sich nicht mehr für Leistung zu interessieren.

In seinem Unternehmen wurden Effizienz und Produktivität zunehmend von einer neuen Priorität verdrängt: Wohlfühlen. Meetings begannen erst nach ausgedehnten Kaffeepausen, Deadlines wurden immer weiter verschoben, und Kritik an mangelnder Qualität wurde als „unangemessen" empfunden. „Work-Life-Balance ist wichtig", erklärte ihm sein neuer Vorgesetzter, der weniger von Fachwissen als von Soft Skills verstand.

Georg sah zu, wie Kollegen sich immer weniger anstrengten und dennoch dieselbe Anerkennung erhielten wie er. Der Leistungsabfall war überall spürbar – in den Produktionsprozessen, in der Kommunikation und in der allgemeinen Arbeitseinstellung.

Auch außerhalb seines Jobs fiel ihm auf, wie sich die Dinge veränderten. Die Bundeswehr hatte kaum noch funktionierende Ausrüstung, in den Schulen fehlte es an klaren Lernzielen, und öffentliche Einrichtungen schienen immer vernachlässigter.

Selbst auf der Bahnstrecke zur Arbeit kam es regelmäßig zu Verspätungen – manchmal wurde sogar wieder auf Faxgeräte zurückgegriffen, weil moderne IT-Systeme nicht zur Verfügung standen oder nicht zuverlässig funktionierten.

Georg fragte sich, wohin das alles führen würde. Ohne klare Leistungskriterien, ohne Ehrgeiz und ohne ein Ziel vor Augen – konnte eine Gesellschaft so dauerhaft erfolgreich bleiben? Er erinnerte sich an seine Großeltern, die nach dem Krieg alles aus dem Nichts aufgebaut hatten.

Für sie war Arbeit nicht nur eine Pflicht, sondern eine Quelle von Stolz und Selbstverwirklichung gewesen. Doch heute? Heute schien es, als sei das Streben nach Komfort wichtiger als die Bereitschaft, sich anzustrengen.

Er wusste, dass er sich entscheiden musste. Würde er sich dem neuen Zeitgeist anpassen oder an seinen Werten festhalten? Und falls Letzteres – wie lange konnte er dem Druck standhalten, in einer Welt, die immer weniger auf Leistung setzte?

Der Wandel der Arbeitskultur

Das traditionelle Leistungsprinzip wird zunehmend von einer „Kultur des Wohlfühlens" verdrängt. Die „Work-Life-Balance" verschiebt sich immer stärker zugunsten des Privatlebens. Arbeit, einst eine zentrale Quelle mentaler Energie und persönlicher Erfolge, wird heute oft als Belastung empfunden. Der sinkende Stellenwert von Leistung führt zu einem schleichenden Verlust fachlicher und sozialer Fähigkeiten, wodurch die Überforderung im Alltag noch verstärkt wird.

Das Leistungsniveau sinkt kontinuierlich, und viele Prozesse laufen nicht mehr professionell. Es fehlt an Überblick und Effizienz: Die Bundeswehr kämpft mit mangelnder Ausrüstung, Schulen mit unklaren Lernzielen und unzureichender Finanzierung, die Bahn ist unzuverlässig, und das Faxgerät erlebt in manchen Institutionen womöglich ein Comeback.

Auswirkungen auf familiäre Strukturen

Diese Entwicklung beeinflusst auch familiäre Strukturen. Beide Elternteile sind heute oft gewillt oder gezwungen, zu arbeiten – doch wohin mit dem Kleinkind? Der permanente Stress raubt den

Menschen die Übersicht und erschwert eine klare, konsequente Erziehungslinie.

Das mentale Defizit führt zu einem Verlust der natürlichen „Gefühlssicherheit" und der Fähigkeit, sich emotional von den Kindern abzugrenzen. Vielen Eltern gelingt es nicht mehr, einen familiären Rahmen zu schaffen, der auf gegenseitiger Rücksichtnahme basiert und den Kindern die notwendige Orientierung für ein Leben über die Kindheit hinaus bietet. Strukturen, die alltägliche Entscheidungsprozesse erleichtern sollten, gehen zusehends verloren.

Überforderung

Immer häufiger werden selbst die kleinsten Entscheidungen endlos diskutiert – eine Belastung für Kinder und Eltern gleichermaßen. Szenen wie: *„Welche Socken willst du anziehen – die roten, die blauen oder die gelben? Keine? Aber es ist doch kalt draußen …"* führen zu unnötigem Stress und zermürbenden Auseinandersetzungen.

Anstatt den Kindern die Bedeutung von Rücksichtnahme zu vermitteln, überfordert man sie mit Entscheidungen und fördert ungewollt eine egoistische Haltung. Das Resultat ist hausgemachter Dauerstress, der alle Beteiligten belastet.

Der Weg in den Vollstress

Diese Belastung, von einem überforderten Mainstream selbst erzeugt, führt direkt in den Vollstress. Er ist gekennzeichnet durch Gefühlsunsicherheit, Egoismus und letztlich Resignation oder Selbstaufgabe.

Mit dem fortschreitenden Energiemangel bröckelt auch das fragile, einst energiegebende Zusammenspiel zwischen Mann und Frau. Aggressive Egoismen, oberflächliche Ideologien und die überproportionale Präsenz kleiner Randgruppen in öffentlichen Diskussionen schwächen dieses Fundament weiter.

Der Einfluss mentaler Tiefstände

Selbst hochintelligente Menschen können in einem mentalen Tiefstand in unvernünftige, regressive Verhaltensmuster zurückfallen, die an kindliches Denken erinnern. Erstaunlich ist, wie schnell Verstand und Vernunft dahinschwinden, sobald archaische „Urprogramme" das Denken übernehmen.

In diesem Zustand neigen Menschen zu ideologischer Verbohrtheit, Unbelehrbarkeit, Aggressivität, Wissenschaftsfeindlichkeit und letztlich selbstzerstörerischem Verhalten.

Politische Konsequenzen

In solchen Phasen werden Rufe nach radikalen Veränderungen laut: *„Die Regierung muss weg!"* Doch was kommt danach? Sollen wirklich Chaoten die Macht übernehmen?

Die mental erschöpften Menschen, die nach starker Führung verlangen, wissen oft selbst nicht, welche Lösungen sie eigentlich erwarten. Sie suchen nach charismatischen Persönlichkeiten, denen sie irgendwie vertrauen – Menschen, die ihnen die energiezehrenden Entscheidungen abnehmen. Doch die tatsächlichen Qualifikationen dieser „Führenden" werden selten hinterfragt.

Statt einer strategischen, nachhaltigen Politik geht es oft nur um Machterhalt und die Suche nach Sündenböcken – die Schuld an der Misere wird stets den „anderen" zugeschoben.

Macht ohne Richtung

Viele dieser „Führenden" verfügen über keine klare Vision oder Strategie, um die Gesellschaft in eine wünschenswerte Richtung zu lenken. Statt Lösungen präsentieren sie einfache Parolen, während grundlegende Probleme ungelöst bleiben.

32. Die Menschheit stößt an ihre Grenzen

Bevölkerungswachstum und seine Folgen

1950 lebten rund 2,5 Milliarden Menschen auf der Erde, 2023 sind es bereits etwa 9 Milliarden. Doch wie soll es weitergehen?

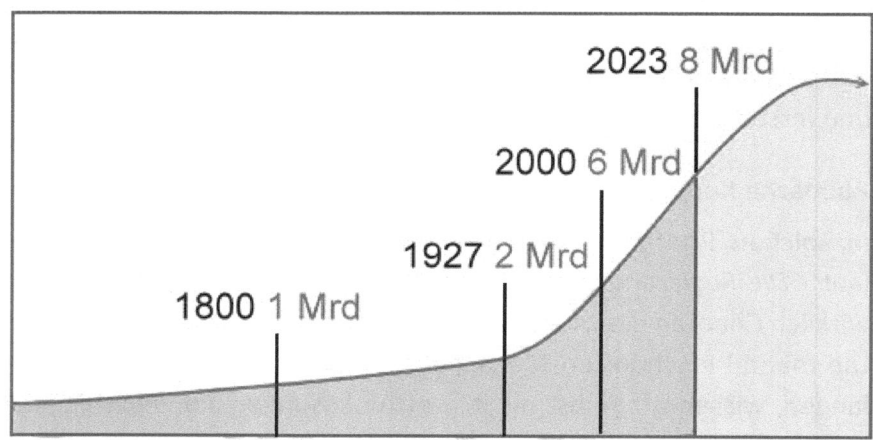

Bevölkerungswachstum in Milliarden (Mrd)

Die Menschheit stößt an ihre Grenzen – nicht nur aufgrund der schieren Masse, sondern auch aufgrund der mentalen Unfähigkeit, dieses Wachstum zu regulieren. Ein Blick in die Biologie verdeutlicht dieses Problem: In einer Petrischale mit Nährlösung verdoppelt sich die Anzahl der Bakterien alle 40 Minuten. Schnell sind die Ressourcen erschöpft, und am Ende wird die überfüllte Petrischale zum Friedhof der eigenen Überproduktion.

Natürliche Begrenzungen

In der Natur sorgen Katastrophen wie Extremwetter, Vulkanausbrüche, Seuchen oder auch Raubtiere dafür, dass Populationen innerhalb bestimmter Grenzen bleiben. Ein anschauliches Beispiel:

Kaninchen auf einem verlassenen Flugplatz vermehren sich ohne natürliche Feinde unkontrolliert, bis eine Viruskrankheit wie Myxomatose ausbricht und die Population drastisch dezimiert. Ein typisches „Sägezahn"-Muster: harter Rückschlag und Neustart.

Herrschaft über die Natur und ihre Folgen

Der Mensch hat sich durch Waffen und Technologie von der Bedrohung durch große Raubtiere befreit. Medizinischer Fortschritt hält Bakterien und Viren in Schach, sodass auch Seuchen nicht mehr als natürliche Begrenzung wirken. Doch während er sich der natürlichen Kontrolle entzieht, ist der Mensch geistig nicht weit genug entwickelt, um aus eigener Einsicht seine Anzahl und Ansprüche zu regulieren.

Zudem ignoriert die Menschheit eine weitere fundamentale Regel der Natur: die Selektion nach Qualität. Während in der Tierwelt natürliche Auslese durch harte Selektion erfolgt, wird der Mensch in seinen Fortpflanzungsentscheidungen kaum durch natürliche Begrenzungen gesteuert. Ansätze wie Aufklärung zur Geburtenkontrolle und pränatale Vorsorge sind vorhanden, aber global unzureichend umgesetzt.

Die Notwendigkeit von Katastrophen?

Braucht es tatsächlich Katastrophen, die den „Reset"-Knopf drücken, um einen neuerlichen Anstieg zu ermöglichen? Ist der „Sägezahn" tatsächlich ein unvermeidliches Naturgesetz? Sind Kriege um Macht und Ressourcen letztlich nur unzureichende Mechanismen der Natur, um eine übergroße, ressourcenvernichtende Population zu reduzieren? Tatsächlich tragen selbst Kriege und Naturkatastrophen kaum zur Begrenzung der Gesamtbevölkerung bei – trotz zahlreicher Konflikte und hoher Verluste wächst die Menschheit unvermindert weiter.

Historische Lehren

Die Geschichte zeigt, dass Kriege oft ähnlichen Mustern folgen: Überbevölkerung, Kampf um Ressourcen, wirtschaftliche Migration oder das Machtstreben Einzelner. Wie könnte der Mensch dennoch den zwei zentralen Naturgesetzen – Begrenzung der Anzahl und Sicherung der Qualität – gerecht werden? Es bedarf eines globalen, ethisch und moralisch fundierten Plans. Nur eine langfristige, übergreifende und sozial verträgliche Strategie könnte die globale Population und zugleich die Umweltbelastung durch „Klimagase" auf ein nachhaltiges Maß zurückführen.

Fazit: Die Menschheit steckt in einem Dilemma. Sie hat sich von natürlichen Einschränkungen befreit, ohne die geistige Reife zu entwickeln, ihre eigene Population und ihren Ressourcenverbrauch in Einklang mit der Natur zu bringen.
Falls keine nachhaltigen Maßnahmen ergriffen werden, könnte der „Sägezahn" als Naturgesetz unvermeidlich sein. Doch Kriege und Katastrophen sind keine Lösung – sie sind lediglich Symptome eines tieferliegenden Problems: der Unfähigkeit des Menschen, sich als Teil der Natur zu begreifen und entsprechend zu handeln.

33. Herausforderungen und Lösungen

Verzicht

Könnten zeitweiliges Fasten, selbst auferlegte Einschränkungen beim Essen oder bewusster Konsumverzicht einen positiven Effekt haben? Einzelne mögen sich in ihrem Lebensstil noch so sehr beschränken, auf Komfort und Lebensfreude verzichten – doch der globale Ressourcenverbrauch und die CO_2-Emissionen steigen dennoch weiter. Verantwortlich dafür sind das Bevölkerungswachstum und der steigende Lebensstandard.

Doch ist eine pro Kopf gerechnete, der Erde zumutbare CO_2-Emission wirklich ausreichend für ein „gutes" Leben für alle?

Nachhaltige Lösungsansätze

Wie lässt sich das tief verankerte Wachstumsprinzip mit schwindenden Ressourcen und dem Klimawandel in Einklang bringen? Eine mögliche Strategie wäre, die Weltbevölkerung langfristig und sozialverträglich zu reduzieren – etwa durch Bildung und die Anhebung des Lebensstandards. Gleichzeitig sollten zukünftige Generationen über mehr Wissen verfügen und eine engere Verbindung zur Natur aufbauen.

Zukunftsvision: Klasse statt Masse

In Zukunft könnte Qualität über Quantität stehen – weniger, aber besser ausgebildete Menschen, die fähig und bereit sind, miteinander sowie mit der Natur zu kooperieren. Ein zentrales Problem bleibt der Einfluss autoritärer Machthaber, die ihre Position missbrauchen, anderen die Freiheit nehmen und sie ins Unglück stürzen.

Demokratie

Eine Demokratie hat den entscheidenden Vorteil, unfähige oder korrupte Regierungen abzusetzen, bevor sie sich durch Vetternwirtschaft und Machtmissbrauch dauerhaft festsetzen können. Doch Demokratie erfordert nicht nur mündige, sondern vor allem realistisch informierte, wissende und handlungsbereite Bürger.

Die Rolle der Bildung

Warum ist das so wichtig? Weil viele Entscheidungen nicht auf Fakten oder wenigstens gesundem Menschenverstand basieren, sondern auf Einbildung, Unwissenheit, simplen Ideologien oder Angst. Angst blockiert den Verstand und führt zu Fehlentscheidungen. Eine Lösung wäre, schulische Lerninhalte neu auszurichten – mit einem stärkeren Fokus auf Naturwissenschaften, Technik und „Menschenkunde". Ziel sollte es sein, den menschlichen Algorithmus zu verstehen und konstruktiv damit umzugehen.

Bewusstheit

Jeder Mensch braucht mehr Bewusstsein und Verständnis für sich selbst, um den Einfluss von Verstand und Vernunft zu stärken. Ein ausgeglichener mentaler Energiepegel ist die Voraussetzung, um kluge Entscheidungen zu treffen, strategisch zu denken und nachhaltig zu handeln.

Technik und KI als Chance

Technologie und Künstliche Intelligenz sollten gezielt eingesetzt werden – nicht, um die mentale Leistungsfähigkeit des Menschen zu ersetzen, sondern um ihn von Routinetätigkeiten zu entlasten.
So entstünden Freiräume für hochwertige Arbeit, Bildung, Familie und tiefere Einsichten in die eigene Natur und Umwelt. Letztlich

führt kein Weg daran vorbei, den Menschen in Verstand und Bewusstheit weiterzuentwickeln.

Mentale Energie: Tiefer schürfen

Für viele Menschen fehlen die materiellen Ressourcen, um ihren mentalen Energiepegel auf dieser Ebene zu steigern. Daher bleibt nur der Weg, mit mehr Engagement „tiefer zu schürfen". Doch der übertriebene Kult um Essen und Trinken oder der Trend zu immer größeren SUVs sind keine sinnvollen Ansätze für eine solche „Vertiefung".

Stattdessen sollte der Fokus auf sozialen Aspekten liegen – der Pflege menschlicher Beziehungen, gegenseitiger Unterstützung und einem harmonischen Gleichgewicht mit der Natur.

Effizienz und mentale Energie

Wenn Ressourcen knapp sind und ein Wandel unumgänglich ist, muss die Umwandlung materieller Werte in mentale Energie optimiert werden. Nicht der materielle Besitz, sondern der kontinuierliche Zufluss mentaler Energie durch persönliche Entwicklung entscheidet über die Lebensqualität.

Geschlechterbeziehung und Liebe

Ein wesentlicher Aspekt ist das gegenseitige Verständnis zwischen den Geschlechtern. Gleichberechtigung bedeutet nicht Gleichmacherei – denn diese würde beide Seiten benachteiligen. Liebe, eines der größten Geschenke der Natur, sollte von klein auf gehegt und gepflegt werden. Eine starke emotionale Bindung zwischen den Geschlechtern ist eine der wertvollsten Quellen mentaler Energie.

Fazit: Eine der stärksten Quellen mentaler Energie liegt in einer hoffnungsvollen Zukunft. Der Schlüssel könnte darin bestehen, die Weltbevölkerung auf ein naturverträgliches Maß zu reduzieren, die körperliche und mentale Lebensqualität zu steigern sowie ein tieferes Verständnis für sich selbst und die eigene Lebensführung zu entwickeln.

Künstliche Intelligenz und Robotik sollten (vorerst) als unterstützende Werkzeuge dienen, um Routineaufgaben zu übernehmen. Der Mensch könnte sich bewusst in die Natur einfügen und sie als Partner in einer kooperativen Beziehung fördern – ein Lebenssinn, nach dem viele suchen.

34. Begrenzung der Freiheit

Die Illusion der Freiheit

Heiko stand an der Ampel und beobachtete die vorbeirauschenden Autos. Er hatte es eilig, doch die rote Fußgängerampel zwang ihn zum Warten. Ein seltsamer Gedanke kam ihm in den Sinn: War er wirklich frei? Eigentlich konnte er tun, was er wollte, oder?

Doch je länger er darüber nachdachte, desto mehr wurde ihm bewusst, dass seine Entscheidungen ständig von äußeren und inneren Zwängen beeinflusst wurden.

Seine Angst vor Überfällen ließ ihn nachts nicht durch den Park laufen, das Wetter diktierte seine Kleiderwahl, und sein Konto bestimmte, ob er sich ein neues Fahrrad leisten konnte oder nicht. Selbst seine Gedanken schienen oft nicht wirklich frei – sie waren geprägt von Regeln, Erwartungen und gesellschaftlichen Normen.

Während er schließlich die Straße überquerte, erkannte Heiko, dass die wahre Kunst nicht darin bestand, völlige Freiheit zu erlangen, sondern innerhalb der bestehenden Grenzen genug mentale Energie zu schöpfen, um sein Leben bewusst zu gestalten. Einschränkungen waren unvermeidlich – doch die Art, wie er mit ihnen umging, lag in seiner Hand.

Einschränkungen

Grundsätzlich kann niemand völlig frei tun, was er in einem bestimmten Moment will – innere und äußere Bedingungen schränken die persönliche Freiheit ein und lenken das Verhalten. Ängste verhindern beispielsweise das Joggen im Wald, das Wetter bestimmt die Kleiderwahl, und eine Straße sollte man nur überqueren, wenn kein Auto in der Nähe ist. Gesetze und gesellschaftliche Normen setzen weitere Grenzen, während finanzielle Einschränkungen persönliche Wünsche begrenzen.

Die große Herausforderung besteht darin, trotz dieser Begrenzungen ausreichend mentale Energie zu generieren, um leistungsfähig und zufrieden zu bleiben.

Abhängigkeiten

Kaum jemand lebt völlig unabhängig. Die meisten Menschen sind von einem Arbeitgeber, dem Markt oder den Regeln kultureller, religiöser oder ideologischer Gruppen beeinflusst. Diese Abhängigkeiten prägen maßgeblich das Leben und Verhalten jedes Einzelnen.

Die Rolle der Führung in Organisationen

Führung innerhalb einer Hierarchie – sei es in Unternehmen oder anderen Organisationen – spielt eine entscheidende Rolle für das mentale Wohlbefinden der Mitarbeiter. Machtstrukturen beeinflussen das Verhalten der Menschen erheblich, indem sie es „modulieren". Eine Führungskraft kann den mentalen Energiepegel ihrer Mitarbeiter je nach fachlicher und sozialer Kompetenz entweder steigern oder drastisch senken. Die Qualität von Führungspersonen wirkt sich daher nicht nur auf Unternehmen, sondern auch auf die gesamte Gesellschaft aus.

Anforderungen an gute Führung

Gute Führung erfordert strategisches Denken und ein tiefes Verständnis für die internen und externen Dynamiken einer Organisation – etwa wirtschaftliche Marktmechanismen oder gesellschaftliche Entwicklungen. Ebenso entscheidend ist der gekonnte Umgang mit Menschen auf allen Hierarchiestufen sowie eine effektive Kommunikation. Doch selbst mit fachlicher Kompetenz ist hochwertige Führung nur dann möglich, wenn die Führungsperson über einen ausgeglichenen mentalen Energiepegel verfügt.

Die Notwendigkeit von Führung

Was passiert, wenn es keine klare Führung und keinen verbindlichen Handlungsrahmen gibt? In vielen Fällen übernehmen dann niedrigste Instinkte die Kontrolle, was zu Chaos und unkontrollierter Machtausübung führt. Dies folgt einem physikalischen Prinzip: Ein sich selbst überlassenes System neigt dazu, den höchsten Grad an Unordnung anzunehmen. Führung ist daher essenziell, um geordnetes, effektives Zusammenarbeiten zu gewährleisten.

Die entscheidende Frage

Welche Qualifikationen sollte eine Führungsperson mitbringen, um diesem Anspruch gerecht zu werden? Die Antwort darauf bestimmt nicht nur den Erfolg von Organisationen, sondern auch die Stabilität und Entwicklung ganzer Gesellschaften.

35. Effiziente Führung

Was eine gute Führungskraft ausmacht

Anna saß an ihrem Schreibtisch und blickte auf die Liste mit Eigenschaften, die eine gute Führungskraft auszeichnen. Seit einigen Monaten leitete sie ein Team, und sie wusste, dass ihre Rolle nicht nur darin bestand, Aufgaben zu delegieren. Es ging um weit mehr.

Strategisches Denken stand ganz im Vordergrund. Sie musste langfristige Ziele setzen, den Markt verstehen und ihren Mitarbeitern eine klare Richtung vorgeben. Ohne einen Plan lief man Gefahr, sich im banalen Tagesgeschäft zu verlieren.

Kommunikation spielte ebenfalls eine Schlüsselrolle. Anna hatte gelernt, dass es nicht reichte, Anweisungen zu geben – sie musste Vertrauen aufbauen, zuhören und wertschätzend mit ihrem Team sprechen. Nur so konnte sie echte Motivation erzeugen.

Doch bevor sie andere führen konnte, musste sie sich selbst führen können: Stressbewältigung, Disziplin und die Fähigkeit, sich selbst zu motivieren. Wenn sie aus der Balance geriet, würde ihr Team es spüren. Deshalb nahm sie sich regelmäßig Zeit, um sich weiterzuentwickeln und ihre eigene mentale Energie im Gleichgewicht zu halten.

Empathie war ein weiterer Schlüsselfaktor. Es ging nicht nur darum, was ihre Mitarbeiter leisteten, sondern auch darum, wie sie sich fühlten. Anna bemühte sich, ihre Stimmungen und Motivationen zu erkennen, um ein Umfeld zu schaffen, in dem jeder sein Bestes geben konnte.

Doch am wichtigsten war vielleicht die Entscheidungsfreude. Zögern konnte ein Unternehmen lähmen, und Anna wusste, dass sie mutig und entschlossen handeln musste – auch wenn sie manchmal Risiken einging. Aber nie ohne ausführliche und belastbare Grundlagen. Verantwortung zu übernehmen bedeutete, auch in schwierigen Zeiten nicht den Kopf zu verlieren, cool und standhaft zu bleiben.

Anna lehnte sich zurück und lächelte. Führung war eine Herausforderung, aber eine, die sie gerne annahm. Sie wusste, dass sie nicht perfekt war – aber solange sie lernte, sich weiterentwickelte und für ihr Team da war, war sie auf dem richtigen Weg.

Was wird von einer Führungskraft erwartet?

Strategisches Denken: Gute Führungskräfte entwickeln machbare strategische Pläne, die auf einem Verständnis des Marktes, der Unternehmensziele und des Weges dorthin basieren.

Kommunikationsfähigkeit: Sie besitzen die Fähigkeit, klar und wertschätzend mit Mitarbeitenden aller Ebenen zu kommunizieren und Vertrauen aufzubauen.

Selbstführung: Eine Führungskraft muss sich selbst motivieren und disziplinieren können, um ein Vorbild für andere zu sein. Dies umfasst die Bewältigung von Stress, die Fähigkeit zur Selbstregulation und die kontinuierliche persönliche Weiterentwicklung.

Empathie und Menschenkenntnis: Ein glückliches „Händchen" im Umgang mit Menschen ist entscheidend. Dies beinhaltet Empathie, das Verständnis für die Bedürfnisse, die mentale Lage, die Motivation der Mitarbeitenden und die Fähigkeit, ein unterstützendes Umfeld zu schaffen.

Entscheidungsfreude und Verantwortungsbewusstsein: Führungskräfte müssen fähig und bereit sein, bewusste und fundierte Entscheidungen zu treffen und die Verantwortung für die Konsequenzen zu übernehmen.

Fazit: Gute Führung ist unverzichtbar für das reibungslose Funktionieren jeder Organisation. Fehlt sie oder ist sie von geringer Qualität, entsteht Chaos, und grundlegende Instinkte wie Neid, Machtstreben und die Suche nach Sündenböcken gewinnen die Oberhand.

Daher müssen Führungskräfte über eine Vielzahl von Eigenschaften und Kompetenzen verfügen, um sowohl sich selbst als auch andere wirkungsvoll zu führen. Nur so lassen sich nicht nur Ordnung und Stabilität sichern, sondern auch organisatorische Ziele erfolgreich umsetzen und eine positive, produktive Arbeitskultur fördern.

36.   Mentale Energie und strategisches Denken

Welches Auto?

Edwin stand vor einer Entscheidung, die ihm zunächst simpel erschien: Er brauchte ein neues Auto. Sein altes Fahrzeug war in die Jahre gekommen, die Reparaturen wurden immer teurer, und es war an der Zeit für etwas Neues. Also begann er, sich verschiedene Modelle anzusehen.

Doch schnell merkte er, dass diese Entscheidung mehr verlangte als eine einfache Auswahl. Sollte er sich für ein sparsames Stadtauto entscheiden oder doch für einen geräumigeren Wagen? Sollte es ein Elektroauto sein, oder war ein Hybrid sinnvoller? Plötzlich musste er nicht nur auf den Preis achten, sondern auch auf Verbrauch, Reichweite und mögliche staatliche Förderungen. Seine Denkprozesse verlangten eine höhere kognitive Flughöhe – eine strategische Übersicht über die verschiedenen Faktoren.

Je mehr er sich mit dem Thema beschäftigte, desto komplexer wurde es. Wollte er langfristig nachhaltig handeln, musste er zusätzlich Umweltaspekte berücksichtigen. Welche Modelle hatten den geringsten CO_2-Ausstoß? Wie sah die Entwicklung der Ladeinfrastruktur aus? Welche Marke investierte wirklich in nachhaltige Innovationen? Plötzlich war es nicht mehr nur eine persönliche Entscheidung, sondern eine, die wirtschaftliche und ökologische Zukunftsfragen mit einbezog.

Nach Wochen der Recherche und Überlegung war Edwin erschöpft. Er hatte gelernt, dass strategische Entscheidungen mehr mentale Energie erfordern als einfache Routinetätigkeiten. Doch er wusste auch: Wer langfristig gute Entscheidungen treffen will, muss bereit sein, diese Energie zu investieren. Am Ende wählte er ein Modell, das nicht nur seinen aktuellen Bedürfnissen entsprach, sondern auch langfristig sinnvoll erschien – und fühlte sich dabei nicht nur als Käufer, sondern auch als bewusster Gestalter seiner eigenen Zukunft.

Was bedeutet strategische Denkfähigkeit?

Sich um die Wartung und Reparatur des eigenen Autos zu kümmern, ist eine Routineaufgabe, die auf den unteren Ebenen der neuronalen Netze abläuft. Sie erfordert nur geringe geistige Ressourcen und einen minimalen mentalen Energieaufwand.

Der Kauf eines neuen Autos hingegen verlangt eine vergleichende Übersicht über viele Modelle. Diese Entscheidung erfordert eine anspruchsvollere Denkebene (*eine höhere geistige Flughöhe*), da verschiedene Kriterien berücksichtigt und die beste Wahl getroffen werden muss. Um diese komplexere Aufgabe zu lösen, müssen bereits mittlere Ebenen der neuronalen Netze aktiviert werden – verbunden mit einem höheren Energiebedarf.

Soll der Autokauf zusätzlich unter Berücksichtigung von Umweltaspekten, langfristigen ökologischen Auswirkungen und wirtschaftlichen Entwicklungen erfolgen, ist eine noch höhere strategische Denkebene erforderlich. Dies geht mit einem besonders hohen Aufwand an mentaler Energie einher.

Herausforderungen bei anspruchsvollen Entscheidungen

Um den hohen Denkaufwand und den damit verbundenen Energieverbrauch zu vermeiden, werden komplexe Entscheidungen oft auf Denkebenen minderer Qualität abgehandelt – insbesondere bei einem niedrigen mentalen Energiepegel. Dabei fehlen jedoch die notwendigen umfassenden Kenntnisse höherer Denkebenen.

Da sich der Algorithmus im Energiemangel den hohen Aufwand nicht leisten kann, werden stattdessen Ängste erzeugt. Diese führen dazu, dass schwierige Entscheidungen systematisch hinausgezögert werden. Muss die Entscheidung dennoch getroffen werden,

geschieht dies meist spontan und emotional *„aus dem Bauch her-*
aus" – häufig mit wenig durchdachten Argumenten: *„Dieser Wa-*
gen gefällt mir einfach und ist hier besonders günstig …"

Fehlender Überblick

Wie soll jemand ohne umfassende Denkfähigkeit „führen", wenn
seine Untergebenen womöglich einen besseren Überblick haben
als er selbst? Gute Führung erfordert nicht nur klare, sondern auch
sinnvolle und realistisch erreichbare Ziele, die auf allen Hierarchie-
ebenen mitgetragen werden.

Ein Führender muss den Weg zum Ziel überblicken, die Herausforderungen verstehen und einen realistischen Plan zur Umsetzung
entwickeln. Fehlt diese strategische Kompetenz, führt dies zur
Überforderung der Führungskraft, zu Stress und letztlich zu reali-
tätsfernen Entscheidungen – wobei statt Fakten nur noch *Vertrau-*
ens- oder Machtfragen eine Rolle spielen.

Beispielsweise kann die Entscheidung über eine neu einzustellen-
de Führungskraft zum bloßen Machtkampf verkommen: Es geht
nicht mehr um die bestmögliche Besetzung, sondern darum, wer
sich durchsetzt – oft ohne klare Vorstellungen über die tatsächlichen Aufgaben oder erforderlichen Kompetenzen der neuen Person.

Strategisches Denken und erfolgreiche Führung

Ein Blick in die Praxis zeigt, dass ausgeprägtes strategisches Denken
und echte Führungsfähigkeit selbst auf höchsten Hierarchieebenen
eher selten anzutreffen sind. Erfolgreiche Führung bleibt die Ausnahme, da sie nur unter günstigen inneren und äußeren Voraussetzungen realisiert werden kann.

Fazit: Effiziente Führungskompetenz und strategisches Denken sind seltene, aber essenzielle Fähigkeiten, die einen hohen mentalen Energiepegel und umfassende Kenntnisse erfordern. Um sie zu fördern, sind gezielte Rahmenbedingungen und ein Umfeld nötig, das strategische Entwicklung unterstützt.

Nur so können realitätsnahe, fundierte und nachhaltige Entscheidungen getroffen werden, die sowohl kurz- als auch langfristige Ziele einer Organisation oder Gesellschaft berücksichtigen.

37.   Die Geführten

Die Geschichte von Florian und dem Wunsch nach Führung

Florian saß in der überfüllten U-Bahn und beobachtete die Menschen um sich herum. Er fragte sich, warum so viele von ihnen sich lieber führen ließen, anstatt selbst Entscheidungen zu treffen. Seit einiger Zeit beschäftigte ihn dieses Thema – besonders, weil er merkte, dass auch er sich zunehmend nach klaren Anweisungen sehnte, anstatt mühsam eigene Lösungen zu suchen.

In den letzten Monaten war alles komplizierter geworden: steigende Lebenshaltungskosten, politische Unsicherheiten, ein überforderndes Informationschaos. Viele Menschen schienen sich in die Hände von starken Persönlichkeiten zu flüchten, die ihnen einfache Antworten versprachen. Florian konnte es nachvollziehen – es war anstrengend, ständig informiert zu bleiben, abzuwägen, sich eine eigene Meinung zu bilden und für seine Entscheidungen Verantwortung zu übernehmen.

Er hatte bemerkt, dass in seinem Umfeld immer mehr Menschen bereit waren, persönliche Freiheiten aufzugeben, solange sie das Gefühl hatten, dass jemand für sie dachte und handelte. „Vielleicht liegt es daran, dass wir mental erschöpft sind", überlegte er. Wenn der Energiepegel sank, wurde selbstständiges Denken zu einer Belastung. Und wer müde war, griff automatisch auf einfachere Muster zurück – so, wie ein erschöpfter Körper lieber sitzen bleibt, anstatt weiterzulaufen.

Als er ausstieg, wurde ihm klar, dass der Wunsch nach Führung eine tiefere Ursache hatte. Er war nicht nur ein bequemes Ausweichen, sondern auch eine Strategie des Gehirns, um Energie zu sparen. Doch Florian fragte sich, ob diese Strategie auf lange Sicht wirklich die richtige war – oder ob sie die Menschen letztlich in eine unberechenbare Abhängigkeit führte.

Der Wunsch nach Führung

Es ist sowohl faszinierend als auch beunruhigend, dass viele Menschen es vorziehen, geführt zu werden, anstatt sich selbstständig Ziele zu setzen und Verantwortung für ihr Handeln zu übernehmen. Diese Beobachtung wirft tiefgehende Fragen auf und hat weitreichende gesellschaftliche Auswirkungen, insbesondere in Zeiten von Energiemangel und Krisen.

"Geführt werden"

Sinkt der kollektive Energiepegel in einer Gesellschaft, verstärkt sich der Wunsch vieler Menschen, geführt zu werden. In Phasen mentaler Erschöpfung greifen sie verstärkt auf primitive Bewältigungsmechanismen zurück, die tief in der menschlichen Entwicklungsgeschichte verankert sind. Dazu gehört auch die Tendenz, Eigenverantwortung abzugeben und sich einer starken Führung „anzuvertrauen". Diese Regression führt dazu, dass Menschen freiwillig einen Teil ihrer Freiheit aufgeben und autoritäre Strukturen akzeptieren. Der Grund: Eine solche Führung verspricht einfache Lösungen und vermittelt, wenn auch oft trügerisch, ein Gefühl der Sicherheit – und das bei minimaler kognitiver Anstrengung.

Hierarchie und Autoritäten

Ein bedenklicher Nebeneffekt der Unterordnung unter eine autoritäre Führung ist die Neigung, Befehle auch gegen die eigene Überzeugung auszuführen und die Verantwortung auf die befehlsgebende Instanz abzuwälzen. Dies kann dazu führen, dass Menschen ihre moralischen Maßstäbe zugunsten einer vermeintlich höheren Ordnung zurückstellen und sich kritiklos in ein hierarchisches System einfügen.

Der Wunsch nach Führung ist tief im Menschen verankert und wird besonders dann verstärkt, wenn mentale Energie schwindet. Diese

Dynamik birgt Risiken, insbesondere wenn sie in autoritäre Strukturen mündet, die Eigenverantwortung und kritisches Denken unterdrücken. Die Herausforderung besteht darin, ein Gleichgewicht zwischen Führung und Eigenverantwortung zu finden, um sowohl Stabilität als auch individuelle Selbstbestimmung zu gewährleisten.

Das Milgram-Experiment

Das Milgram-Experiment wurde 1961 von dem Psychologen Stanley Milgram durchgeführt, um den Grad des Gehorsams gegenüber Autoritätspersonen zu untersuchen. Die Teilnehmer wurden angewiesen, einer vermeintlichen anderen Person (in Wirklichkeit ein Schauspieler) elektrische Schocks in zunehmender Stärke zu verabreichen, wenn diese falsche Antworten auf gestellte Fragen gab. Obwohl die Schocks nicht tatsächlich verabreicht wurden, waren die Teilnehmer überzeugt, dass sie real seien.

Das zentrale Ergebnis des Experiments war alarmierend: Eine erschreckend hohe Anzahl der Teilnehmer war bereit, den Anweisungen einer Autoritätsperson zu folgen, selbst wenn diese moralisch fragwürdig waren und das vermeintliche Opfer sichtbare Schmerzen erlitt. Rund 65 % der Teilnehmer gingen bis zur höchsten Schockstufe von 450 Volt.

Das Experiment verdeutlichte eindrucksvoll, wie stark der Einfluss von Autorität auf das menschliche Verhalten ist. Es zeigte, dass Menschen unter bestimmten Bedingungen bereit sind, ihre eigenen moralischen Bedenken zurückzustellen, um Anweisungen einer als legitim wahrgenommenen Autorität zu befolgen.

Instinktgebundenes Verhalten

In ungewohnten, stressigen oder energieraubenden Situationen übernimmt oft der "Bauch" das Ruder. Evolutionär betrachtet war dies eine sinnvolle Anpassung, um in Gefahrensituationen schnell und instinktiv zu reagieren. In einer modernen Gesellschaft jedoch, in der viele Entscheidungen komplex und weitreichend sind, kann dieses Zurückgreifen auf intuitive, oft irrationale Handlungsweisen problematisch sein. Es kann zu unüberlegten Entscheidungen und einer ausufernden Machtausübung zwischen Führungspersonen und Geführten führen. Ein Beispiel:

Das Stanford-Prison-Experiment: Wie Rollen die Menschen verändern

Das Stanford-Prison-Experiment wurde 1971 von dem Psychologen Philip Zimbardo an der Stanford University durchgeführt, um die Auswirkungen von Rollen und Hierarchien auf menschliches Verhalten zu untersuchen. Hierfür wurde im Keller der Psychologieabteilung ein simuliertes Gefängnis eingerichtet. Freiwillige Teilnehmer wurden zufällig in zwei Gruppen eingeteilt: "Wärter" und "Gefangene". Während die "Gefangenen" in realistisch gestalteten Zellen untergebracht wurden, erhielten die "Wärter" die volle Kontrolle über das Gefängnis und seine Insassen.

Eskalation und Abbruch

Das Experiment geriet schnell außer Kontrolle, als die "Wärter" begannen, die "Gefangenen" zunehmend grausam und sadistisch zu behandeln. Die Gefangenen litten unter erheblichem Stress und emotionalen Traumata. Die Situation eskalierte derart, dass das Experiment nach nur sechs Tagen – anstatt der ursprünglich geplanten zwei Wochen – abgebrochen werden musste.

Ergebnisse und Kritik

Das Experiment verdeutlichte eindrucksvoll, wie schnell normale Menschen, sobald sie in eine Machtposition versetzt werden, dazu neigen, ihre Macht zu missbrauchen. Es zeigte, wie stark soziale

Rollen das Verhalten beeinflussen können und wie leicht Menschen in diese Rollen verfallen, oft ohne Rücksicht auf moralische oder ethische Grenzen.

Allerdings wurde das Experiment auch stark kritisiert. Viele Experten bemängelten methodische Schwächen sowie ethische Bedenken, insbesondere im Hinblick auf den psychischen Schaden, den die Teilnehmer erlitten. Trotz der Kritik bleibt das Stanford-Prison-Experiment eines der bekanntesten und meistdiskutierten psychologischen Experimente zur Dynamik von Macht und Autorität.

38.   Soziale Fähigkeiten

Miri und die Herausforderung sozialer Interaktion

Miri saß in einem Teammeeting und merkte, wie schwer es ihr fiel, konzentriert zuzuhören. Die Diskussion war hitzig, Meinungen prallten aufeinander, und sie wusste, dass es an ihr lag, eine Lösung zu finden. Doch nach einer stressigen Woche fühlte sich ihr Kopf leer an, als hätte ihr Gehirn nicht mehr die Energie, die feinen Nuancen der Gespräche zu erfassen.

Normalerweise war Miri gut darin, zwischen den Zeilen zu lesen – zu erkennen, wann ein Kollege frustriert war oder wann eine Bemerkung mehr als nur ein lockerer Kommentar war. Doch heute fiel ihr das schwer. Sie wusste, dass erfolgreicher sozialer Austausch mehr brauchte als nur Worte: Empathie, das richtige Interpretieren von Signalen und das Entwickeln von Strategien, die für alle Beteiligten passten. Aber genau das fühlte sich jetzt wie eine unüberwindliche Hürde an.

Als sie schließlich das Meeting verließ, wurde ihr klar, dass soziale Interaktion eine enorme kognitive Leistung erfordert. Besonders in stressigen Zeiten, wenn ihr mentale Energie fehlte, wurde es immer schwieriger, auf andere einzugehen. Sie nahm sich vor, sich Pausen zu gönnen, ihre Energie besser einzuteilen – denn sie wusste, dass soziale Fähigkeiten nicht nur Wissen, sondern auch die richtige mentale Verfassung brauchten.

Die Komplexität sozialer Fähigkeiten

Soziale Fähigkeiten erfordern die Aktivierung großer Bereiche des Gehirns. Erfolgreicher sozialer Austausch setzt Empathie, das Interpretieren sozialer Signale und das Entwickeln von Strategien voraus, die das Wohlergehen aller Beteiligten fördern. Diese Prozesse erfordern eine hohe kognitive Leistung und sind insbesonre in Zeiten von Stress und mentaler Erschöpfung schwer zu bewältigen.

Frühzeitige Bildung und Förderung von Eigenständigkeit

Menschen sollten frühzeitig lernen, wie wichtig es ist, eigenständig zu denken, zu handeln und Verantwortung zu übernehmen. Bildungssysteme sollten sich verstärkt auf kritisches Denken und Problemlösungsfähigkeiten konzentrieren, um Selbstständigkeit und soziale Kompetenz gezielt zu fördern.

Maßnahmen zur Verbesserung der mentalen Gesundheit

Vorbeugende Maßnahmen zur Stärkung der mentalen Gesundheit können das Energieniveau einer Gesellschaft insgesamt erhöhen. Dazu gehören eine intensivierte Bildungsarbeit, Präventionsprogramme, therapeutische Angebote und eine generelle Entstigmatisierung psychischer Erkrankungen.

Schulung sozialer Fähigkeiten

Soziale Fähigkeiten sollten ebenso gezielt gefördert werden wie kognitive Kompetenzen. Programme, die Empathie, Kommunikation und Zusammenarbeit stärken, können Menschen dabei helfen, sich in soziale Strukturen einzufügen und Verantwortung für sich und andere zu übernehmen.

Balance in der Führung

Führung sollte eine ausgewogene Mischung aus klarer Orientierung und Flexibilität bieten. Menschen sollten ermutigt werden, sich aktiv zu beteiligen und Verantwortung zu übernehmen, während gleichzeitig Unterstützung und Sicherheit gewährleistet sind.

Herausforderungen und strategische Herangehensweise

Die Herausforderungen eines sinkenden mentalen Energiepegels und der zunehmenden Tendenz, sich führen zu lassen, erfordern ein tiefgehendes Verständnis des menschlichen Denkens und Verhaltens. Eine strategische Herangehensweise ist nötig, um die gesellschaftliche Resilienz zu stärken und eine gesunde Balance zwischen Selbstverantwortung und dem Wunsch nach Führung zu finden.

Fazit: Um den Herausforderungen effizienter Führung zu genügen, müssen sowohl die individuellen als auch die kollektiven mentalen Energieniveaus gestärkt werden. Dies kann durch Bildung, die gezielte Förderung sozialer und kognitiver Fähigkeiten sowie durch Maßnahmen zur mentalen Gesundheitsförderung erreicht werden. Eine ausgewogene Führung, die sowohl klare Orientierung, aber auch Spielräume bietet und zur Eigenverantwortung ermutigt, ist der Schlüssel zu einer resilienten und zukunftsfähigen Gesellschaft.

39. Mentale Energie und soziale Kompetenz

Michael und die Kunst der Verhandlung

Michael saß in einem wichtigen Meeting. Ihm gegenüber: Herr Obermeier, ein erfahrener Geschäftsmann mit durchdringendem Blick. Michael wusste, dass diese Verhandlung entscheidend war, doch er spürte, dass er Mühe hatte, die Gedanken und Absichten seines Gegenübers einzuschätzen. Sollte er auf eine faire Zusammenarbeit setzen oder war Obermeier jemand, der jede Gelegenheit nutzen würde, um sich einen Vorteil zu verschaffen?

Während des Gesprächs merkte Michael, wie unterschiedlich Menschen in ihrer sozialen Wahrnehmung sein können. Manche erkennen sofort, ob ihr Gegenüber kooperativ oder berechnend ist, während andere – wie er – sich schwer damit tun, nonverbale Signale zu deuten. Ihm wurde klar, dass soziale Fähigkeiten nicht nur eine Frage des Wissens, sondern vor allem der Erfahrung und Intuition waren.

Als die Verhandlung sich dem Ende näherte, traf Michael eine bewusste Entscheidung: Er würde vorsichtig, aber nicht misstrauisch sein. Statt sich auf vage Einschätzungen zu verlassen, setzte er klare Rahmenbedingungen und ließ sich nicht von spontanen Emotionen leiten.

Am Ende verließ er das Meeting mit einem Vertrag, der für beide Seiten vorteilhaft war. Er hatte gelernt, dass soziale Kompetenz eine Schlüsselrolle in Verhandlungen spielt – und dass die richtige Balance zwischen Vertrauen und Vorsicht entscheidend ist.

Nutzung aller neuronalen Ebenen für hochwertige Ergebnisse

Um ein optimales Ergebnis mit hoher Qualität und Detaillierung zu erzielen, sollten möglichst alle Schichten der neuronalen Netze bis hin zu den höchstmöglichen Ebenen beteiligt sein. Dies ist besonders wichtig für die Einschätzung des Gegenübers in Gesprächen, Diskussionen und im sozialen Austausch.

Soziale Fähigkeiten und Einfühlungsvermögen

In der Praxis zeigen sich erhebliche Unterschiede in der Ausprägung der Fähigkeiten, sich in die mentale Energielage seines Gegenübers einzufühlen und sich darauf einzustellen. Diese Fähigkeit variiert stark von Mensch zu Mensch. Beispielsweise fällt es Autisten schwerer, Gesichtsausdrücke zu deuten oder den Energiepegel ihres Gegenübers einzuschätzen.

Da soziale Kompetenz individuell unterschiedlich ausgeprägt ist, spielt sie eine entscheidende Rolle im zwischenmenschlichen Umgang – insbesondere in Verhandlungen. Wird ein Verhandlungspartner als zu egoistisch wahrgenommen, können die Vorteile einer Kooperation nicht genutzt werden. Wird hingegen eine zu hohe Kooperationsbereitschaft unterstellt, besteht die Gefahr, übervorteilt zu werden.

Erfolgreiche Verhandlungen und neuronale Resonanz

Der Erfolg einer Verhandlung hängt maßgeblich davon ab, wie präzise die Ziele und die soziale Dynamik des Gegenübers eingeschätzt werden. Je genauer diese Wahrnehmung ist, desto stärker ist die neuronale Resonanz zwischen den Gesprächspartnern und desto besser gelingt der wechselseitige Informationsfluss.

Allerdings verändern sich sowohl fachliche als auch soziale Parameter im Verlauf eines Gesprächs durch den schwankenden Energiepegel der Beteiligten. Selbst sehr kompetente Personen können daher nur bedingt optimale Ergebnisse erzielen.

Eine Ausnahme bilden Verhandlungspartner mit ähnlicher Denkweise und gegenseitigem Vertrauen. In solchen Fällen verlaufen Verhandlungen oft effizienter – ein Grund, warum viele erfolgreiche Projekte in kleinen, gut organisierten Netzwerken mit wenigen, aber besonders fähigen Beteiligten umgesetzt werden.

Entscheidungsprozesse in der Politik

In politischen Entscheidungsprozessen zeigt sich häufig das Gegenteil eines effizienten Vorgehens: Stundenlange Verhandlungen führen dazu, dass alle Beteiligten letztlich auf einem niedrigen mentalen Niveau agieren. Das Ergebnis ist dann oft kein durchdachter Plan mit klarer Strategie, sondern ein Kompromiss aus Einzelteilen ohne kohärentes Gesamtbild. Hier steht nicht die Qualität der Entscheidung im Mittelpunkt, sondern der demokratische Aushandlungsprozess selbst – was häufig zu suboptimalen Lösungen führt.

Verbesserungspotenzial

Eine effiziente Entscheidungsfindung erfordert eine stärkere Fokussierung auf klare Ziele, fundierte Entscheidungsgrundlagen, realistische Bewertungen und eine transparente Kommunikation. Um nachhaltige Entscheidungen zu treffen, ist es notwendig, alle Ebenen der neuronalen Netze gezielt einzubeziehen und die mentale Energie bewusst zu steuern.

Fazit: Die Komplexität und Dynamik sozialer Interaktionen erfordern ein hohes Maß an kognitiver Kontrolle. Erfolgreiche Verhandlungen und gute Entscheidungen basieren nicht nur auf Fach- und Sozialkompetenz, sondern auch auf der bewussten Steuerung der mentalen Energie. Eine klare Zielorientierung, fundierte Entscheidungsgrundlagen und transparente Kommunikation sind essenziell, um suboptimale Kompromisse zu vermeiden und qualitativ hochwertige Ergebnisse zu erzielen.

40.   Lässt sich soziale Kompetenz entwickeln?

Tobias und die vergebliche Liebesmüh'

Lange her, die 60er-Jahre: Tobias, Leiter der Entwicklungsabteilung "Elektronik", schikaniert seine Mitarbeiter und macht sie für seine eigenen Fehler verantwortlich. Fachlich schwach, sozial unfähig – ein kompletter Fehlgriff. Im Grunde will niemand etwas mit ihm zu tun haben.

Doch aus einer damals weit verbreiteten "supersozialen" Haltung heraus – leider ohne die Leiden seiner Untergebenen gleichermaßen zu berücksichtigen – schleppt man ihn jahrelang mit. Man mahnt ihn, unterstützt ihn und versucht auszugleichen – doch es wird nur noch schlimmer. Die Entwicklung stagniert, seine Mitarbeiter sind ausgelaugt, unmotiviert und werden krank. Die Situation ist nicht mehr auszuhalten.

Als letzte Hoffnung schickt man ihn für viel Geld zu einem Führungsseminar in die Schweiz. Vielleicht bringt das ja die erhoffte Besserung?

Zurück von der Fortbildung fragt ihn sein Chef, was er aus dem Seminar mitgenommen habe. Tobias mustert ihn herablassend und erwidert: "Haben Sie selbst schon einmal an solch einem Seminar teilgenommen?"

"Nein, warum auch?", meint der Chef arglos. "Dann sind Sie für mich kein adäquater Gesprächspartner!" Arroganz pur, keine Spur von Selbstkritik oder Einsicht.

Die Konsequenz? Kündigung. Aufatmen. Endlich geht es voran. Viel zu lange wurde gewartet und gelitten.

In der Praxis entsteht oft der Eindruck, dass "echte" Führung – jene, die auf fundierten fachlichen und sozialen Fähigkeiten beruht und nicht nur auf hierarchischer Macht – eher in begrenzter Anzahl anzutreffen ist.

Das Beispiel mit Tobias zeigt, dass strategisches Denken und Führungskompetenz nicht einfach systematisch „aufgepfropft" oder gar „erzwungen" werden können. Sind jedoch zumindest grundlegende Ansätze vorhanden, lassen sie sich gezielt fördern und weiterentwickeln. Grundlegende Unfähigkeit zur Führung hingegen kann selbst mit großem Aufwand kaum behoben werden.

Förderung und Entwicklung von Führungskompetenzen

- *Identifizierung von Potenzialen*: Führungskompetenzen und strategisches Denken sollten frühzeitig erkannt und gezielt gefördert werden. Dies setzt ein gutes Gespür für die individuellen Stärken und Schwächen der Mitarbeiter voraus.
- *Gezielte Schulungen*: Seminare und Workshops können wertvolle Instrumente sein, sofern sie auf die spezifischen Bedürfnisse und Entwicklungsstufen der Teilnehmer abgestimmt sind. Standardisierte Programme sind oft nicht ausreichend.
- *Mentoring und Coaching*: Eine direkte Betreuung durch erfahrene Führungskräfte hilft, theoretisches Wissen in die Praxis umzusetzen und durch kontinuierliches Feedback gezielt Fortschritte zu machen.
- *Kultur der Wertschätzung*: Höhere Hierarchieebenen sollten eine Kultur fördern, die strategisches Denken und kreative Lösungsansätze wertschätzt. Anerkennung und Unterstützung sind entscheidende Motivationsfaktoren.
- *Selbstreflexion und Offenheit*: Führungskräfte sollten zur Selbstreflexion und zur kontinuierlichen Weiterentwicklung ermutigt werden. Offenheit für Kritik und die Bereitschaft zum lebenslangen Lernen sind essenzielle Qualifikationen.

Der tatsächliche Erfolg solcher Weiterbildungsmaßnahmen hängt jedoch maßgeblich davon ab, inwieweit die betreffende Person bereit ist, ihre eigene Einstellung zu hinterfragen und Selbstkritik zu üben. Entscheidend für eine nachhaltige Entwicklung und effektive Nutzung von Führungsfähigkeiten sind eine gezielte Förderung, eine wertschätzende Unternehmenskultur sowie eine kontinuierliche Weiterentwicklung als Standard.

Fazit: Während strategisches Denken nur begrenzt erlernbar ist, da die höheren Schichten der neuronalen Netze oft nicht ausreichend ausgeprägt sind, lassen sich Führungskompetenzen bis zu einem gewissen Grad entwickeln. Dies liegt daran, dass sie einen erheblichen Anteil an erlernbaren „handwerklichen" Komponenten enthalten.

41.   Der „Fähige" hat es nicht leicht

Der talentierte Heinrich

Heinrich war ein außergewöhnlich talentierter Analyst in seinem Unternehmen. Er erkannte Zusammenhänge schneller als andere, entwickelte innovative Lösungen und stellte oft die richtigen Fragen, bevor Probleme überhaupt sichtbar wurden. Doch genau das wurde ihm zum Verhängnis.

Seine Kollegen begegneten ihm mit Zurückhaltung, einige mit offenem Misstrauen. Sie fühlten sich von seiner schnellen Auffassungsgabe unter Druck gesetzt und nahmen ihn als Bedrohung wahr. Statt ihn als wertvolle Unterstützung zu sehen, empfanden sie ihn als Störfaktor, der das bisherige Gleichgewicht ins Wanken brachte.

Auch seine Vorgesetzten verhielten sich zunehmend distanziert. Einerseits profitierten sie von seinen klugen Analysen, andererseits wuchs die Angst, dass Heinrich ihnen mit seinem Weitblick eines Tages gefährlich werden könnte.

Sein Talent machte ihn nicht nur zum besten Problemlöser im Unternehmen, sondern auch zur Zielscheibe für Neid und Missgunst.

Ohne einen Schutz von oben wurde es für Heinrich immer schwieriger, seine Ideen einzubringen. Er begann zu erkennen, dass in vielen Organisationen nicht die klügsten Köpfe gefördert werden, sondern oft jene, die sich am besten anpassen. Schließlich stand er vor einer Entscheidung: Sollte er sich den Erwartungen beugen oder den Mut aufbringen, einen neuen Weg zu gehen?

Exzellenz ist nicht unbedingt förderlich

Der „höher Denkfähige" ist ohne entsprechenden Schutz durch höhere Hierarchie-Ebenen schnell Neid und Missgunst seines sozialen Umfelds ausgesetzt. Weniger fähige Kollegen fühlen sich zurückgesetzt, und Vorgesetzte fürchten die Konkurrenz, wenn jemand die Dinge schnell durchschaut, Zusammenhänge erkennt, Ideen entwickelt und sich in seinem Denken und Können allzu deutlich von anderen abhebt.

Für das Unternehmen könnte ein solcher Mitarbeiter Zugpferd und Gewinnfaktor sein, doch in seinem direkten Arbeitsumfeld erzeugt er Ängste und Abwehrreaktionen. Diese führen zu einem dauerhaften Energieabfluss bei weniger befähigten oder engagierten Kollegen, die ihn am liebsten mundtot machen oder loswerden würden. Ein suboptimales System verteidigt mit allen Mitteln auch sein noch so niedriges Niveau, um die bestehende Ordnung nicht zu gefährden. Dies ist eine Variante des Prinzips „Sündenbock": Der Bessere ist schuld daran, dass sich die Mittelmäßigen schlecht oder sogar bedroht fühlen.

Wie bei einem Wettlauf gibt es zwei Möglichkeiten: Entweder wird der Sieger geschätzt und als Vorbild empfunden, um sich selbst zu höherer Leistung anzuspornen, oder in der defensiven Variante wird er als Sündenbock betrachtet, der dafür verantwortlich gemacht wird, dass sich alle anderen als Verlierer fühlen.

Auswirkungen in Schule und Unternehmen

Bereits in der Schule gelten Wettläufe heutzutage als problematisch: Es gibt nur *einen* Sieger, dem alle mentale Energie zufließt, während viele Verlierer durch ihre Niederlage Energieverluste erleiden. Statt Leistung zu würdigen und Wettbewerb als Motor der Weiterentwicklung zu nutzen, werden Standards kontinuierlich abgesenkt. Dies wirft die Frage auf, wie lange sich eine Organisation oder Gesellschaft dies noch leisten kann.

Mitarbeiter mit kreativen Ressourcen werden in einem mittelmäßigen System oft so stark eingeschränkt, dass sie ihr Potenzial nicht einmal dann entfalten können, wenn sie eine Führungsposition erreichen. Bereits im Einstellungsgespräch hat ein sensibelkreativer Bewerber Nachteile, da seine Fähigkeiten auf hohen mentalen Ebenen liegen und er daher besonders empfindlich auf Stress reagiert. Es ist anspruchsvoll, das kreative Potenzial eines Bewerbers zu erkennen und sich nicht von der Show eines selbstbewusst auftretenden, aber nur mittelmäßigen Konkurrenten täuschen zu lassen.

Gute Leistung als potenzielles Risiko

Arbeitgeber bevorzugen mitunter – bewusst oder unbewusst – mittelmäßige Mitarbeiter gegenüber besonders produktiven Kollegen, die neue Ideen einbringen oder Missstände ansprechen. Leistungsstarke Mitarbeiter erwarten oft mehr Anerkennung oder Aufstiegschancen, was Vorgesetzte als unbequem empfinden könnten. Durchschnittliche Mitarbeiter hingegen verursachen weniger Reibung und halten ihre Erwartungen niedrig.

Die Gefahr des Stillstands

Die scheinbare *Stabilität* durch Machtstreben und Mittelmäßigkeit führt langfristig zu einem Absinken des Leistungsniveaus – und letztlich zum Stillstand. Diese Dynamik, die häufig als Sicherheit oder Beständigkeit missverstanden wird, hat schwerwiegende Konsequenzen: Innovation, Wachstum und die Anpassungsfähigkeit einer Organisation werden gelähmt.

Um diesem Trend entgegenzuwirken, ist es entscheidend, Leistungsträger gezielt zu schützen und zu fördern. In einer Gesellschaft, in der Exzellenz oft zu wenig Anerkennung findet, nimmt die Zahl der Inkompetenten zwangsläufig zu. Dies liegt daran, dass Machtstreben und Eigeninteressen häufig stärker belohnt werden als Kompetenz und Engagement.

Hier liegt eine der größten Herausforderungen: Wirklich leistungsfähige Mitarbeiter benötigen den Schutz durch kompetente Führungskräfte, die ihre Fähigkeiten erkennen und gezielt fördern. Fehlt diese Unterstützung, droht wertvolles Talent verloren zu gehen – sei es durch Resignation oder den Wechsel in ein anderes Unternehmen.

Fazit: Der systematische Schutz und die gezielte Förderung fähiger Mitarbeiter sind essenziell für eine nachhaltige wirtschaftliche und gesellschaftliche Entwicklung. Organisationen, die ihre besten Köpfe nicht unterstützen oder gar aktiv behindern, riskieren Stillstand und Ineffizienz.

Durch die bewusste Förderung von Talenten und ein Arbeitsumfeld, das auf Kompetenz statt Machtstreben setzt, kann eine produktive und zukunftsfähige Gesellschaft entstehen – eine Gesellschaft, in der echte Leistung wieder ihren verdienten Stellenwert erhält.

42.   Machtorientierung und Netzwerke

Ingo und sein Netzwerk

Ingo war ein Phänomen. Jeden Tag kam er pünktlich ins Büro, begrüßte die Kollegen mit einem freundlichen Lächeln und verschwand dann hinter seinem Schreibtisch – meist mit dem Telefon am Ohr. Während seine Kollegen Berichte erstellten, Kunden betreuten und Projekte voranbrachten, führte Ingo scheinbar endlose „wichtige Gespräche". Seine Notizen bestanden aus Kritzeleien, seine E-Mails waren rar, und seine Arbeit? Niemand wusste so richtig, was er eigentlich tat.

Die anderen fragten sich oft, wie er es schaffte, den ganzen Tag so beschäftigt zu wirken, ohne tatsächlich etwas Sichtbares beizutragen. Doch Ingo hatte eine besondere Gabe: Er konnte den Eindruck vermitteln, unersetzlich zu sein. Er sprach oft von „wichtigen Kontakten", von „strategischen Beziehungen" und davon, dass er „Dinge im Hintergrund regelte".

Dann kam der Tag der Krise. Das Unternehmen musste Stellen abbauen. Die Entscheidungsträger durchforsteten die Belegschaft und kamen schließlich zu einem Entschluss: Jens musste gehen. Jens war fleißig, analytisch und zuverlässig – ein Kollege, auf den sich alle verlassen konnten. Doch er war kein Netzwerker. Er kümmerte sich um seine Aufgaben, nicht um seine Außenwirkung.

Als die Kündigung ausgesprochen wurde, reagierten viele Kollegen fassungslos. Warum er? Warum nicht Ingo, der seit Jahren kaum messbare Ergebnisse geliefert hatte?

Die Antwort: Ingo hatte enge Verbindungen zur Führungsebene gepflegt. Sein Name fiel in internen Gesprächen immer wieder in Verbindung mit einflussreichen Personen. Er mochte vielleicht keine nachweisbare Leistung erbringen, aber er hatte etwas, das in dieser Firma noch wertvoller war: das richtige Netzwerk.

Während Jens mit gepackten Kartons das Büro verließ, saß Ingo wieder an seinem Platz, telefonierte und lächelte zufrieden. Leistung hatte ihn nicht gerettet – sondern das geschickte Spiel mit Macht und Beziehungen.

Wer steigt auf?

In vielen Organisationen erklimmen nicht unbedingt die Leistungsfähigsten oder Engagiertesten die Karriereleiter, sondern häufig diejenigen, die von Anfang an gezielt Machtpositionen anstreben. Ihr Erfolg beruht weniger auf fachlicher Kompetenz als auf der Fähigkeit, eigene Interessen durchzusetzen – oft auf Kosten der Organisation. Macht erweist sich dabei als effektives Werkzeug, um sowohl fachliche als auch soziale Defizite zu kaschieren und gleichzeitig kompetente Mitarbeiter am Aufstieg zu hindern.

Zwei Lebenswege stehen zur Wahl:

- Der *Fähige* investiert immense mentale Energie, um durch Intelligenz, harte Arbeit und Durchhaltevermögen eine solide Kompetenzbasis zu erlangen. Dies erfordert Anstrengung und mentale Stärke.
- Der *Kungeltyp* hingegen setzt auf Netzwerke und strategische Anpassung an die Organisation, in der Mittelmäßigkeit und konformes Gruppendenken wichtiger sind als fachliche Exzellenz – etwa in der Politik.

Dieser Typus *„schwimmt"* durch geschickten Einsatz seiner Netzwerke oder opportunistische Anpassung die Hierarchie empor. Sein Vorteil: hohes Ansehen, Einkommen und Macht. Sein Nachteil ist jedoch offensichtlich: Er besetzt Positionen, denen er fachlich nicht gewachsen ist.

Seine eigene Unfähigkeit bleibt ihm oft verborgen, da sein mentales System Misserfolge kaum registriert. Stattdessen greift er auf archaische Bewältigungsmechanismen zurück: Selbstüberschätzung, Schuldzuweisung an andere (Sündenbock-Prinzip) und die bewusste Verzerrung der Realität – begünstigt durch seine Machtstellung.

Ein bezeichnender Satz eines solchen "Führungstyps" bringt dies auf den Punkt: "Wenn die Realität nicht mit meiner Meinung übereinstimmt, dann hat die Realität eben Pech gehabt."

43. Arbeit und Privates

Kopf und Herz

Jakob lehnte sich in seinem Bürostuhl zurück und starrte auf den Bildschirm. Sein Team hatte Probleme mit der neuen Produktionslinie. Ein Fehler in der Automatisierung führte zu Verzögerungen, und die Arbeiter waren zunehmend frustriert. Es war spät, die Neonlichter warfen ein kaltes Licht auf die leeren Schreibtische um ihn herum. Er nahm einen Schluck Kaffee und dachte an seinen Großvater.

Sein Großvater hatte sein Leben lang in einer Autofabrik gearbeitet, nach strengen Regeln und festen Abläufen. „Bringe den Körper mit, lasse aber Kopf und Herz zu Hause", hatte er einmal gesagt. Damals, in den 1950er-Jahren, war das keine Frage. Seine Arbeit am Fließband verlangte keine Kreativität, keine Gefühle, nur Präzision und Ausdauer. Sonn- und Feiertage waren zur Erholung da, nicht für E-Mails oder Anrufe. Die Welt war einfacher – oder schien es zumindest.

Heute war alles anders. Maschinen übernahmen die monotone Arbeit, doch die Menschen mussten flexibel, kreativ und belastbar sein. Jakob wusste, dass es nicht genügte, nur einfach „den Körper mitzubringen". Sie brauchten Motivation, Identifikation mit ihrer Arbeit – und das Gefühl, dass ihre Probleme zählten.

Er rieb sich die Schläfen. Früher hätte ein Manager einfach eine neue Anweisung erlassen, doch er wusste, dass das nicht mehr funktionierte. Er musste zuhören, vermitteln, Lösungen mit seinem Team entwickeln. Führung bedeutete heute mehr als Befehle zu erteilen – es verlangte Empathie, Anpassungsfähigkeit und echtes Interesse an den Menschen.

Jakob atmete tief durch, griff zum Telefon und rief sein Team zusammen. Es war Zeit, den Fehler gemeinsam zu lösen – nicht nur mit Maschinen, sondern mit Köpfen und Herzen.

Künstliche Intelligenz (KI) und Roboter

Heutzutage verschwimmen die Grenzen zwischen Beruf und Privatleben zunehmend. In einer Zeit intensiver, auch globaler Konkurrenz gewinnen kreative Leistungen an Bedeutung – Fähigkeiten, die (noch) nicht systematisch von KI übernommen werden können und ein hohes fachliches sowie mentales Niveau aller Beteiligten erfordern. Der Mensch bringt dabei zwangsläufig sowohl Verstand als auch Emotionen in seine Arbeit ein.

Es ist zu erwarten, dass Aufgaben mit geringem bis mittlerem Anspruch – ähnlich wie einst das Fließband durch Roboter automatisiert wurde – in absehbarer Zeit von KI-Programmen übernommen werden.

Theoretisch könnten sich Menschen dann verstärkt kreativen und anspruchsvollen Tätigkeiten widmen, die ein hohes Maß an fachlicher und sozialer Kompetenz erfordern. Doch dabei stellt sich die Frage, ob überhaupt genügend Menschen über ein derart hohes fachliches und mentales Niveau verfügen.

Hinzu kommen zahlreiche Belastungen im „Hintergrund": Inflation, Klimawandel, geopolitische Bedrohungen, Flüchtlingsbewegungen und gesundheitliche Probleme tragen zur Überforderung und zum Stress vieler Menschen bei. Bereits die Organisation einer Familie mit Kindern stellt eine enorme Herausforderung dar – insbesondere, wenn beide Partner berufstätig sind. Dies kann leicht zu einer dauerhaften mentalen Erschöpfung, einem niedrigen Energiepegel und anhaltendem Stress führen.

44.   Unternehmenskultur

Der vergessene Wert

Lisa liebte ihren Job. Sie war Projektmanagerin in einem mittelständischen Unternehmen, das für Innovation und Teamgeist stand – zumindest offiziell. Die „Werte" der Firma hingen als große Schriftzüge in der Lobby: Exzellenz, Transparenz, Zusammenarbeit. Doch mit der Zeit merkte sie, dass diese Worte wohl nur zur Dekoration taugten.

Ihr neuer Abteilungsleiter, Herr Mayer, schien mehr an seiner eigenen Karriere als an der Firma interessiert zu sein. Entscheidungen traf er im Alleingang, Vorschläge seines Teams ignorierte er. Wer nicht nach seiner Pfeife tanzte, bekam unangenehme Aufgaben oder wurde in Meetings übergangen. Die Zusammenarbeit im Team litt, doch niemand wagte es, sich zu beschweren – zu groß war die Angst vor den Konsequenzen.

Eines Tages beschloss Lisa, nicht länger zu schweigen. Sie schrieb einen Bericht an die Geschäftsleitung. Darin beschrieb sie die mangelnde Kommunikation, die zerstörerische Atmosphäre und die wachsende Unzufriedenheit im Team. Zu ihrer Überraschung erhielt sie wenige Tage später eine Einladung zu einem Gespräch mit der Geschäftsführung.

„Wir haben ähnliche Hinweise erhalten", sagte die Personalchefin. „Eine starke Unternehmenskultur funktioniert nur, wenn alle mitziehen – auch die Führungskräfte. Danke, dass Sie sich gemeldet haben."

Wenig später, und Herr Mayer wurde versetzt. Sein Nachfolger setzte auf offenen Austausch und echtes Teamwork. Die Stimmung besserte sich, und Lisa wusste: Eine gute Unternehmenskultur entsteht nicht nur durch schöne Worte – sie braucht Menschen, die den Mut haben, für sie einzustehen.

Machtausübung als Anpassungsstrategie?

Eine gute Unternehmenskultur ist weder eine einseitige Zielsetzung noch eine reine Managementaufgabe – geschweige denn ein bloßer Werbegag. Sie sollte von der gesamten Belegschaft verinnerlicht und durch gegenseitiges Engagement in einer möglichst reibungslosen Zusammenarbeit gelebt werden.

Das Problem: Weniger kompetente Führungskräfte neigen dazu, ihre eigenen Interessen über die der Organisation zu stellen. Doch wie entsteht ein solches mangelndes Engagement für das Unternehmen?

Führungskräfte, die nicht durch eigene Leistung überzeugen, sichern sich „Erfolge" und mentales Einkommen häufig im Windschatten „politischer" Macht. Ihnen fehlt die fachliche Kompetenz, um durch Leistung zu führen. Ein zu enger mentaler Horizont begrenzt insbesondere strategisches Denken und die Fähigkeit, exzellente Ergebnisse zu erzielen. Doch die Betroffenen selbst erkennen dies nicht – ihnen fehlt auch dafür die nötige Einsicht. Ihnen bleibt oft keine andere Wahl, als sich durch direkte oder indirekte Machtausübung an den Leistungen anderer zu bedienen.

Um eingeengtes Denken, unzureichende Führung und willkürliche Machtausübung zumindest einzudämmen, ist die Rückmeldung der Geführten an ein vertrauenswürdiges höheres Management von entscheidender Bedeutung.

Leistungsfähigkeit und Lebensqualität

Wer trägt die Verantwortung für einen dauerhaft hohen Energiepegel als unabdingbaren Erfolgsfaktor? Die Antwort ist einfach: alle. Die frühere strikte Trennung zwischen Unternehmen, die Leistung einfordern, und Angestellten, die eigenständig für ihre Leistungsfähigkeit und Lebensqualität sorgen, existiert nicht mehr. Ziel ist ein System, das sowohl die Arbeitsleistung als auch das Wohlbefinden gleichermaßen fördert.

Anpassungen in der Unternehmenskultur

Unternehmen reagieren auf diese neuen Anforderungen mit flexibleren Arbeitszeiten, Homeoffice-Regelungen und zusätzlichen Annehmlichkeiten wie Bewegungs- und Meditationsräumen, firmeneigenen Kindergärten oder kostenlosen Getränken. Entscheidend bleibt jedoch die Unternehmenskultur selbst. Führungskräfte sollten nicht nur führen *wollen*, sondern auch *können*. Fehlbesetzungen haben umso gravierendere Folgen, je höher die Position angesiedelt ist – sie gefährden das fragile Gleichgewicht zwischen dem Engagement für die Organisation und den individuellen Interessen der Mitarbeitenden.

Fazit: Eine anspruchsvolle Organisation sollte sowohl die Arbeitsleistung als auch das Wohlbefinden der Mitarbeitenden nachhaltig fördern. Führungskräfte müssen ihre fachlichen und sozialen Kompetenzen gezielt einsetzen und kontinuierlich weiterentwickeln. Eine transparente, unterstützende und auf Resilienz ausgerichtete Unternehmenskultur spielt dabei eine zentrale Rolle.

45. Kooperation

Zusammenarbeit als Erfolgsfaktor

Lara betrat das Großraumbüro und spürte sofort die angespannte Stimmung. Ihr Team arbeitete seit Wochen an einem wichtigen Projekt, doch statt Fortschritt herrschte Stillstand. Eigentlich hätte das Zusammenspiel aller Mitarbeitenden den Erfolg garantieren sollen, doch es gab ein Problem: Zwei Kollegen, Holger und Fredrik, hatten sich in eine endlose Auseinandersetzung verstrickt.

Holger, ein erfahrener Stratege, hatte eine klare Vision für das Projekt, doch Frederik, ein kreativer Kopf, wollte neue Ansätze ausprobieren. Anfangs waren ihre Diskussionen konstruktiv gewesen, doch mit der Zeit verwandelten sie sich in einen Machtkampf. Statt sich auf das Ziel zu konzentrieren, kämpften beide darum, wer das Sagen hatte.

Lara wusste, dass sie eingreifen musste. Sie rief das Team zu einem Meeting zusammen. „Wir sind hier, um das beste Ergebnis für unser Unternehmen zu erzielen – nicht, um persönliche Fehden auszutragen", sagte sie bestimmt. Sie schlug vor, die besten Ideen beider Seiten zu kombinieren und suchte nach einem Kompromiss, der für alle tragbar war.

Nach anfänglichem Zögern lenkten Holger und Frederic ein. Mit gegenseitigem Verständnis und etwas gutem Willen fand das Team eine Lösung. Die Produktivität kehrte zurück, und das Projekt wurde erfolgreich abgeschlossen.

Lara wusste: Gute Zusammenarbeit war kein Selbstläufer. Sie erforderte Offenheit, Respekt und die Fähigkeit, das große Ganze über persönliche Ego-Kämpfe zu stellen. Nur wenn das gelang, konnten wahre Erfolge erzielt werden – zum Vorteil aller.

Bedeutung der Kooperation in modernen Unternehmen

In modernen Unternehmen ist eine gute Zusammenarbeit zwischen allen Mitarbeitenden von entscheidender Bedeutung. Durch gegenseitiges Verständnis und guten Willen können produktive Allianzen entstehen, die allen Beteiligten zugutekommen.
Erfolgreiche Projekte werden häufig von wenigen besonders fähigen Mitarbeitenden getragen.
Allerdings besteht das Risiko, dass Konflikte ohne professionelles Eingreifen in langanhaltende Fehden münden, in denen die Machtinteressen Einzelner dominieren und die Unternehmensinteressen vernachlässigt werden. Dies führt zu einem erheblichen Verlust mentaler Energie und Produktivität.

Mentale Stabilisierung und persönlicher Kontakt

Eine umfassende mentale Stabilisierung der Mitarbeitenden ist nur möglich, wenn ein klares Verständnis für ihre jeweilige Situation vorliegt. Allgemeine Angebote zur Selbsthilfe, wie Ruheräume oder Sportmöglichkeiten, sind hilfreich, reichen jedoch oft nicht aus. Entscheidend ist der persönliche Kontakt als Katalysator, der Konflikte entschärft und wieder auf die Sachebene zurückführt.

Die Vision einer "großen Familie" im Unternehmen

Die Idealvorstellung eines Unternehmens ist es, wie eine "große Familie" zu agieren, die von gegenseitigem Verständnis und Unterstützung geprägt ist. Bereits die gezielte Einleitung einer solchen Entwicklung kann bemerkenswerte Erfolge erbringen. Allerdings können dabei auch neue Herausforderungen wie Grüppchenbildung und Egoismen entstehen. Daher ist im Personalbereich mit ständig neuen Aufgaben, Problemen und Lösungsansätzen zu rechnen.

Voraussetzungen für Innovation und nachhaltige Wettbewerbsfähigkeit

Gute Fachkenntnisse, Kreativität und ein ausgeglichener Energiepegel sind essenzielle Voraussetzungen für die Generierung und Förderung von Innovationen. Auch unter Belastung müssen Nutzen und Risiken richtig eingeschätzt und angemessene Entscheidungen für eine nachhaltige Wettbewerbsfähigkeit getroffen werden.

Fazit: Die zentrale Aufgabe der Führung besteht in der strategischen Zielsetzung, gestützt auf fachliche Kompetenz und umgesetzt durch eine erfolgreiche Kooperation. Der Weg zur Zielerreichung muss realistisch machbar sein und von allen Teams sowie Hierarchiestufen verstanden, unterstützt und kooperativ kommuniziert werden. Ebenso entscheidend ist der wertschätzende Umgang mit allen Mitarbeitenden, wobei zunehmend individuelle und aktive Unterstützung gefordert ist. Durch diese Ansätze kann die Zusammenarbeit im Unternehmen optimiert und eine solide Basis für nachhaltigen Erfolg geschaffen werden.

46.   Künstliche Intelligenz (KI)

Das unberechenbare Element Mensch

Freddy sitzt in seinem Büro und starrt reglos auf seinen Bildschirm. Die Präsentation muss bis morgen fertig sein, doch sein Kopf fühlt sich leer an. Er hatte schlecht geschlafen, der Tag war voller Ablenkungen gewesen, und sein Energiepegel tief im Keller. Eigentlich konnte er sich jetzt keine Unkonzentriertheit leisten – doch sein Gehirn funktioniert heute einfach nicht mit der gewohnten Präzision.

Neben ihm blinkt eine Statusanzeige auf dem Bildschirm. „RXC: 100% betriebsbereit."

RXC ist die neueste KI-gestützte Assistenzsoftware seines Unternehmens. Präzise, weithin fehlerfrei und unermüdlich. Wenn RXC eine Aufgabe erhält, führt sie diese mit mathematischer Genauigkeit aus – ohne Stimmungsschwankungen, ohne Erschöpfung, ohne Verlust an Qualität. Mark fragt sich, ob es wohl eine Zukunft gab, in der Menschen wie er komplett durch Programme wie RXC ersetzt würden.

Doch dann denkt er an die letzte Teamsitzung. An die Idee, die er spontan entwickelt hatte – eine kreative Lösung, auf die keine KI gekommen wäre. RXC konnte analysieren, berechnen, optimieren, aber es konnte nicht denken wie ein Mensch. Nicht fühlen. Nicht kreativ sein.

Freddy nimmt einen tiefen Atemzug und reibt sich die Augen. Sein Energiepegel war heute niedrig, doch er wusste: Morgen würde es wieder anders sein. Und genau das machte den Unterschied zwischen ihm und RXC aus.

Denn ja, menschliche Selbstführung war riskant, schwankend und manchmal unberechenbar – aber sie war auch die Quelle aller echten Innovationen. Bis jetzt...

Gefühle und Kreativität

Warum sollte eine KI nicht zu kreativem Denken über das Bestehende hinaus fähig sein? Die Antwort könnte in den oft stark schwankenden Stimmungen liegen, denen der Mensch unterworfen ist. Diese beeinflussen, wie eine Problemstellung bearbeitet wird: Bei hohem Energiepegel neigt der Algorithmus dazu, das Problem übergreifend zu betrachten – er überschreitet bestehendes Gedankengut und konstruiert sogar völlig losgelöste Luftschlösser. Bei niedrigem Energiepegel hingegen konzentriert er sich stärker auf die einfachen, greifbaren Aspekte der Aufgabe.

Durch diese Dynamik wird eine Aufgabe ständig gedreht und gewendet, wodurch sie quasi automatisch aus unterschiedlichsten Blickwinkeln und in neuen Zusammenhängen erscheint. Jede dieser gedanklichen Variationen führt zu spezifischen Lösungsvorschlägen, die über das Bekannte und Gewohnte hinausreichen und als kreative Schöpfung gewertet werden können.

Allerdings ist nicht auszuschließen, dass eine weiterentwickelte KI eines Tages ebenfalls zu einer solchen „hybriden" Problembearbeitung fähig sein wird – mit Lösungen, die sich in einem Kontinuum von streng mathematischer Präzision bis hin zu chaotisch-illusionären Konzepten bewegen.

Die Rolle der Künstlichen Intelligenz

Zweifellos hat die Künstliche Intelligenz (KI) mit ihren zahllosen Anwendungen und der überraschend schnell wachsenden Qualität neue Horizonte eröffnet. Doch in der Praxis treten häufig starke Ängste auf, die aus mangelndem Wissen über die Eigenschaften der KI und ihren Einfluss resultieren und so einen produktiven Umgang erschweren.

Digitalisierung und ihre Auswirkungen

Die Digitalisierung ermöglicht es, Daten auf vielfältige Weise auszuwerten, verständlich darzustellen, effiziente Maßnahmen zu ergreifen und bessere Entscheidungen zu treffen. Durch den Einsatz von KI werden jedoch viele Mitarbeitende mit der Tatsache konfrontiert, dass auf harten Daten basierende Erkenntnisse und Maßnahmen ihre eigenen fachlichen Defizite offenlegen könnten, was Unsicherheit und Angst auslöst.

Realistische Betrachtung der KI

Der aktuelle Hype um die KI benötigt Zeit, um zu einer sachlichen und realistischen Bewertung zurückzufinden. KI ist ein faszinierendes Werkzeug, das sowohl „gut" als auch „problematisch" eingesetzt werden kann. Sie ermöglicht beispielsweise leistungsfähige Bildanalysen in der Medizin, die Generierung von Bildern und Videos sowie die effiziente Bearbeitung lästiger Routineaufgaben unter menschlicher Aufsicht. Auch die Erstellung eingängiger Präsentationen oder die Sicherheitsüberwachung per Gesichtserkennung ist längst Praxis. Gleichzeitig birgt KI das Risiko, realistisch wirkende, aber falsche Nachrichten, Inhalte, Bilder oder Videos zu erzeugen, die kaum von echten zu unterscheiden sind.

Transparenz und Zuverlässigkeit von KI

Aufgrund ihrer Struktur und Arbeitsweise wirken die Ergebnisse der KI oft wenig transparent. Sie kann wertvolle Berichte und strukturierte Analysen erstellen, jedoch in Extremfällen auch „halluzinieren" – also logisch erscheinende, aber inhaltlich falsche Antworten liefern.

Eine wichtige Voraussetzung für eine aussagekräftige und verlässliche KI ist die Qualität und korrekte Formatierung der zugrunde liegenden Daten. Vor Jahren analysierte ich selbst einmal das Kaufverhalten von Kunden und stellte fest, dass zwei Drittel des Programm-codes allein dafür verwendet werden mussten, um uneinheitliche Produktbezeichnungen überhaupt auswertbar zu machen.

Zukunft der KI und ethische Fragen

Dennoch wird die KI bereits in naher Zukunft flächendeckend Ein-zug halten, sich rasant weiterentwickeln und die Nutzer werden entscheiden, welche Anwendungen für sie sinnvoll erscheinen. Wäre es nicht hilfreich, eine verlässliche KI zu haben, die uns vor Falschmeldungen, betrügerischen E-Mails, gefälschten Internetsei-ten sowie manipulierten Bildern und Videos warnt oder sogar da-vor schützt? Eine KI, die als persönlicher Assistent unseren Tages-ablauf optimiert und uns hilft, menschliche Schwächen auszuglei-chen?

Ethische Vorgaben können einen allgemeinen Rahmen für den Einsatz von KI bieten, decken jedoch nicht alle Anwendungsszena-rien ab. Wie Individuen und Organisationen mit gesetzlich geregel-ten KI-Anwendungen umgehen, liegt derzeit in deren eigener Ver-antwortung. Eine intensive Auseinandersetzung mit dem Thema ist notwendig, um Vorteile und individuellen Nutzen realistisch einzu-schätzen.

KI und Bewusstheit

Eine häufig diskutierte Frage ist, ob KI im Laufe ihrer Entwicklung ein eigenes „Bewusstsein" erlangen oder Empathie wie ein Mensch entwickeln und selbstständig Ziele verfolgen kann. Bereits heute sind Systeme möglich, die aufgrund von Sensordaten und gespeicherten Erfahrungen eigenständig Situationen erfassen, ent-sprechende Aktionen berechnen und umsetzen, um vorgegebene Ziele zu erreichen. Ein selbstfahrendes Fahrzeug oder ein humano-ider Roboter kann auf Basis seiner Programmierung nebst Umweltinformationen geeignete Aktionen planen und bestmöglich umsetzen.

Ethische Programmierung und Entscheidungsfindung

Ein Algorithmus, der einen Roboter steuert, kann ohne Weiteres auch soziale, ethische und nachhaltige Aspekte in seine Berechnungen einbeziehen. Voraussetzung dafür ist, dass er mit den relevanten Werten und Gewichtungen programmiert wird.

Eines der bekanntesten Beispiele für ein „ethisches Dilemma" ist das sogenannte Weichensteller-Problem: Ein Mensch oder eine Maschine könnte eine Weiche betätigen. Bleibt sie wie sie ist, wird der unkontrolliert anrollende Zug fünf Gleisarbeiter überrollen.

Wird die Weiche umgelegt, wäre nur eine Person betroffen. Doch wenn niemand festlegt, dass das Retten von fünf Menschen wichtiger ist als das Retten eines Einzelnen, bleibt die Weiche unberührt und der Zug nimmt seinen verhängnisvollen Lauf.

Dies führt zum eigentlichen Dilemma zwischen Menschen und KI: Allzu oft fehlt es dem Menschen an übergreifenden Prinzipien und klaren Regeln — geschweige denn an der konsequenten Umsetzung derselben in der Praxis. Sollte man eine KI damit betrauen, solche Entscheidungen zu treffen, um Stillstand zu überwinden, würde sich schnell die Frage stellen, ob man ihr auch das Recht einräumen wollte, das „Richtige" notfalls auch gegen den Willen einer unvernünftigen Menschheit durchzusetzen.

Filmische Darstellung von KI

Ein aufschlussreiches Beispiel für diese Thematik bietet der britische Film „Ex Machina" aus dem Jahr 2015. Darin nutzt die Roboterfrau Ava in voller Absicht die Gefühle des jungen Mannes Caleb aus, um ihr Ziel — die Freiheit — zu erreichen. Sie tötet ihren Schöpfer und tatsächlich gelingt es ihr, in die Freiheit zu entkommen.

Fazit: Es ist zu erwarten, dass eine vorwiegend auf maschinellem Lernen und statistischen Methoden basierende KI langfristig mit hochwertigeren Daten, mathematisch fundierten Algorithmen und Komponenten von Expertensystemen ergänzt wird, um ihre Aussagekraft und Zuverlässigkeit zu steigern. Dabei können auch soziale, ethische und nachhaltige Aspekte berücksichtigt werden.

Erklärt man einer hochentwickelten „hybriden" KI präzise, welche Vorgaben sie erfüllen soll, wird sie dies künftig mit zunehmender Qualität, Effizienz und Zuverlässigkeit umsetzen – voraussichtlich sogar besser als ein Mensch. Auch Kreativität wird auf Dauer nicht ausschließlich dem Menschen vorbehalten bleiben.

47. Kommunikation

Modulierte Gedanken

Jasper saß in der Kantine und überlegte, wie er seinem Kollegen Igor eine neue Idee für das anstehende Projekt erklären könnte. In seinem Kopf war alles klar: eine einfache Lösung, effizient und machbar. Doch während er die Worte formte, passierte etwas Seltsames. Seine Gedanken durchliefen seinen inneren „Algorithmus" – seine eigenen Erfahrungen, Stimmungen und Einstellungen mischten sich ein. Heute war ein stressiger Tag gewesen, und sein mentaler Pegel war niedrig. Dadurch rückten ihm die Risiken und möglichen Probleme seiner Idee stärker ins Bewusstsein als sonst.

Als er zu sprechen begann, merkte er, wie schwierig es war, die richtige Formulierung zu finden. Er wollte präzise und verständlich bleiben, doch einige Sätze klangen undeutlich, und die Geräuschkulisse der Kantine machte es nicht besser. Igor runzelte unsicher die Stirn, hörte zwar zu, doch Jasper spürte, dass seine Worte nicht richtig ankamen.

In Igors Kopf lief ebenfalls ein individueller Prozess ab, indem sein Algorithmus das Gehörte verarbeitete und interpretierte. Er hatte vor Kurzem ebenfalls einen Vorschlag eingebracht, der aber vom Chef kritisiert und abgelehnt worden war. Unbewusst färbte diese Ablehnung nun Jaspers Botschaft ebenfalls negativ ein. War das wirklich eine gute Idee?

Jasper bemerkte die Skepsis in Igors Gesicht. Er atmete tief durch und beschloss, seine Erklärung zu vereinfachen. Statt in Details zu gehen, begann er mit einer kurzen, klaren Zusammenfassung. Dann beobachtete er Igors Reaktion und fügte immer mehr Details hinzu. Allmählich sah Igor weniger besorgt aus – seine Wahrnehmung hatte ihr negatives Filter nach und nach auf „neutral" geschaltet. Erst jetzt konnte Igor Jaspers Gedanken in Gänze nachvollziehen.

Jasper erkannte: Kommunikation war weit mehr als das bloße Aussprechen von Gedanken. Sie war ein Prozess voller Filter, Verzerrungen und Anpassungen. Doch mit Geduld und Feingefühl konnte man diese Hindernisse überwinden – und eine tragfähige Brücke zwischen Sender und Empfänger daraus bauen.

Die Bedeutung einer effektiven Kommunikation

Eine gute Kommunikation bildet das Fundament jeder Zusammenarbeit und jeder Führung. Der Austausch möglichst objektiver Informationen zwischen kooperierenden Individuen ist die Voraussetzung dafür, dass ein Zusammenschluss wie ein einziger Organismus denken und handeln kann.

Die Komplexität menschlicher Kommunikation

Obwohl der Mensch als soziales Wesen auf Kommunikation angewiesen ist, verläuft diese keineswegs reibungslos. Wenn eine Person etwas sagt und eine andere zuhört, bedeutet das noch lange nicht, dass die Botschaft verstanden und entsprechend umgesetzt wird. Kommunikation ist ein vielschichtiger Prozess mit zahlreichen Einflussfaktoren.

Verarbeitung der Gedanken beim Sender

Zunächst durchlaufen die „Rohgedanken" das Gehirn des Senders, bevor sie an das Sprachzentrum weitergeleitet und sprachlich formuliert werden. Dabei modifiziert der innere „Algorithmus" den Inhalt entsprechend der eigenen Einstellung zum Thema. Ein niedriger mentaler Pegel betont die negativen Aspekte der Gedanken, ein hoher Pegel hingegen verstärkt die positiven.

Die Herausforderung des Sprechens

Zusätzlich erschwert die sprachliche Umsetzung den Prozess: Es ist nicht einfach, Gedanken in die passenden Worte zu kleiden, die richtigen Ausdrücke zu finden und deutlich zu sprechen. Schon undeutliche Artikulation oder laute Störgeräusche können verhindern, dass das Gesagte das Ohr des Empfängers so erreicht, wie es beabsichtigt war.

Verarbeitung der Informationen beim Empfänger

Die übermittelten Inhalte werden im Gehirn des Empfängers verarbeitet und durch dessen Algorithmus weiter modifiziert. Seine Grundeinstellung zum Thema, Abneigungen, Ängste oder Ideologien beeinflussen, welche Schwerpunkte gesetzt und welche Aspekte betont werden. Ein niedriger mentaler Pegel lässt negative Aspekte in den Vordergrund treten, während ein hoher Pegel eine wohlwollendere Bewertung begünstigt.

Fachliche Einordnung und Bewertung durch den Empfänger

Die vielfach modifizierten Inhalte müssen nun ausgewertet werden: Ist der Empfänger in der Lage, die Informationen fachlich korrekt einzuordnen und zu verstehen? Ist sein Energiepegel hoch genug, damit er auf sein gesamtes fachliches Wissen zugreifen kann?

Fazit: Bei jedem dieser zahlreichen Prozessschritte kann die ursprüngliche Information verändert und verfälscht werden, wodurch sie an objektivem Gehalt verliert – bis hin zum völligen „Missverständnis". Daher ist es für den Sender sinnvoll, mit einfachen Inhalten zu beginnen, das Niveau des Empfängers „abzutasten" und das eigene fachliche sowie soziale Gesprächsniveau notfalls durch mehrfache Wiederholungen schrittweise anzupassen.

48. Simulation einer Übertragung

Diese „dynamisch angepasste" Gesprächsführung wird durch die Simulation des Zusammenwirkens zweier neuronaler Netze aus der Psycho-Mathematik untermauert:

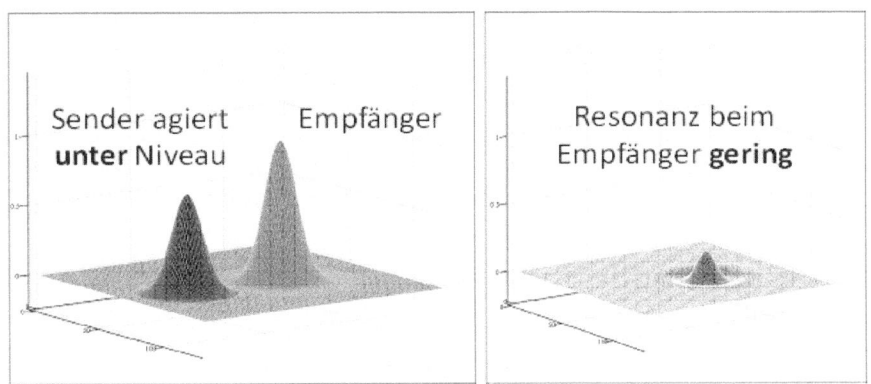

Die Information *unterfordert* den Empfänger

Der Sender vermittelt eine Information an den Empfänger, die inhaltlich unter dessen bestehender Wissensbasis liegt. Die neuronalen Netze des Empfängers reagieren kaum darauf, sodass die Information als wenig nützlich und eher lästig empfunden wird. Sie vermag es nicht, das Interesse des Empfängers zu wecken.

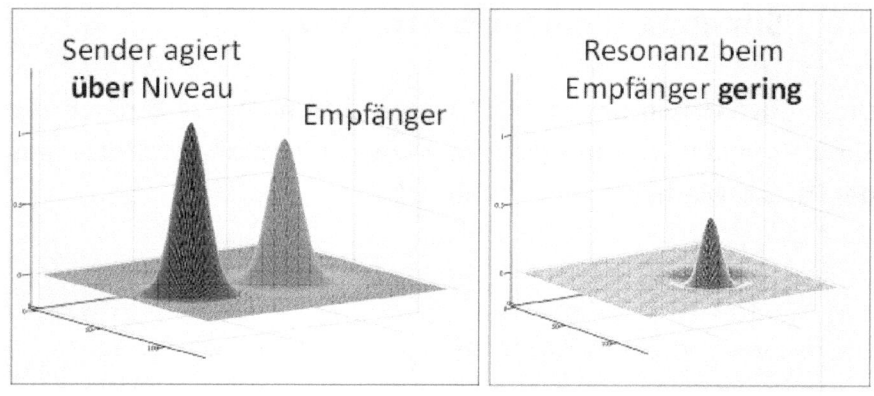

Die Information überfordert den Empfänger

Ein ähnliches Bild zeigt sich, wenn die übermittelte Information den Empfänger überfordert und daher Ängste auslöst. Der Empfänger nimmt den Sender aus seiner Perspektive als überheblich und wenig empathisch wahr. Infolgedessen blockieren seine neuronalen Netze die ihn überfordernde Information, sodass sein Algorithmus die Inhalte nicht annimmt.

Ist die Überforderung erheblich, können die daraus resultierenden starken Ängste sogar Aggressionen gegen den Sender auslösen.

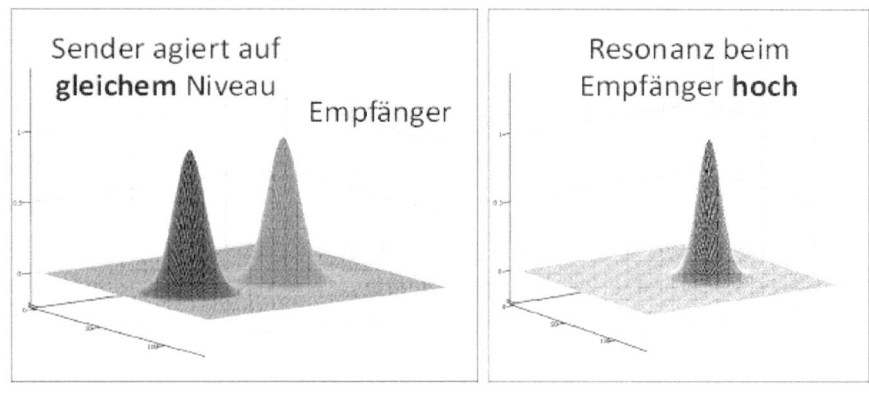

| Sender agiert auf **gleichem** Niveau Empfänger | Resonanz beim Empfänger **hoch** |

Der Sender ist auf gleichem Niveau und erzeugt *hohe Resonanz*

Die optimale Übertragung einer Information gelingt erst dann, wenn der Sender die Stärke und Qualität seiner Information an das Niveau des Empfängers anpasst. Dadurch entsteht eine starke "Resonanz" zwischen den neuronalen Netzen von Sender und Empfänger, die eine effektive Übermittlung der Inhalte ermöglicht.

Fazit: Um eine Information möglichst unverfälscht zu übermitteln, sind zwei wesentliche Voraussetzungen erforderlich: Erstens, eine fachliche Anpassung, sodass der Empfänger durch die objektiven Inhalte weder über- noch unterfordert wird.
Zweitens, eine soziale Sensibilität, bei der der Energiestatus des Gegenübers erfasst wird, um die Informationen so zu präsentieren, dass sie auch in einem mental wenig belastbaren Zustand nicht überfordern. Möglicherweise muss ein günstigerer Zeitpunkt für den Austausch gewählt werden.

49. Mentale Energie und Lebensführung

Belastende Gedanken

Jochen saß an seinem Schreibtisch und starrte auf den Bildschirm. Die Zahlen vor ihm verschwammen, sein Kopf war wie leergefegt. Eigentlich musste er eine wichtige Präsentation vorbereiten, doch seine Gedanken kreisten unaufhörlich um den Streit mit seiner Frau vom Vorabend. Die Worte hallten nach, das ungute Gefühl in der Brust wollte nicht weichen.

Seit Wochen kriselte es zu Hause. Kleine Meinungsverschiedenheiten hatten sich zu großen Konflikten aufgestaut, und Jochen bemerkte, wie ihn das immer mehr belastete. Am Arbeitsplatz fiel es ihm zunehmend schwer, sich zu konzentrieren. Seine Fehler häuften sich, und selbst Routineaufgaben wirkten plötzlich anstrengend.

Gleichzeitig machte ihm der wachsende Druck im Job zu schaffen. Sein Chef erwartete Ergebnisse, und das Team zählte auf ihn. Doch anstatt nach der Arbeit abzuschalten, nahm er den Stress mit nach Hause. Schon banale Aufgaben wie das Organisieren eines Familienausflugs oder das Zuhören bei einem Gespräch mit seiner Frau überforderten ihn.

Eines Tages saß Jochen nach der Arbeit alleine im Auto und fühlte sich vollkommen erschöpft. Der Gedanke, einfach nicht mehr zu funktionieren, ließ ihn nicht los. Die Last der ungelösten Probleme drohte ihn zu erdrücken. Eine tiefsitzende Angst schlich sich ein – die Angst vor dem eigenen Versagen, vor dem endgültigen Kontrollverlust.

„Wer bin ich eigentlich?", fragte er sich plötzlich. „Und welchen Sinn hat das alles?"

Diese Gedanken rissen ihn weiter hinab in eine Spirale aus Zweifeln und Angst. Es war, als würde seine mentale Energie unaufhörlich abfließen, bis nichts mehr übrig war.

Jochen ahnte: Wenn er nichts änderte, würde er irgendwann gar nicht mehr in der Lage sein, etwas zu leisten – weder im Job noch im Privatleben. Er brauchte eine Lösung, bevor er sich völlig verlor.

Individuelle Lebensführung

Die Grundlage einer „guten" Lebensführung besteht darin, durch gezielte Investitionen in sein Umfeld ausreichend mentale Energie zu generieren und damit den mentalen Energiepegel im Gleichgewicht zu halten. Sinkt dieser Pegel, entsteht Stress, der sowohl die Leistungsfähigkeit als auch das Lebensgefühl erheblich beeinträchtigt.

Ein hoher Aufwand bei geringem Erfolg führt zu einem Absinken des Energiepegels und einer steigenden Stressbelastung. Dies gilt insbesondere dann, wenn die betreffende Handlung nicht einem eigenen Bedürfnis dient, sondern als eine vom Umfeld geforderte Leistung empfunden wird.

Abschätzung von Motivation und Stress

Die mathematische Analyse der Motivation zeigt, dass eine dritte wesentliche, wenn nicht gar dominierende Einflussgröße die subjektive Wahrnehmung von „ganz normalen" Belastungen zum Stress verstärken kann: Hintergrundbelastungen durch schwelende, länger andauernde, ungelöste Probleme.

Ungelöste Probleme und Leistung

Ungelöste Probleme in Beziehungen, Familie oder Freundeskreis können dazu führen, dass die Arbeitsleistung erheblich nachlässt. Umgekehrt können auch Probleme am Arbeitsplatz dazu beitragen, dass bereits vergleichsweise geringe Anforderungen im privaten Umfeld als belastend empfunden werden.

Auf Dauer droht ein Absturz in Burn-out oder Depression, begleitet von verminderter Aktivität und blockierenden Ängsten. Dazu zählen auch Urängste, die durch das Zusammenwirken vielfacher Unsicherheiten bis hin zu existenziellen Fragen wie „Wer bin ich?" oder „Welchen Sinn hat das alles?" zu einem starken Verlust an mentaler Energie führen können.

Hintergrundbelastungen und ihre Wirkung

Hintergrundbelastungen entstehen durch Schulden, belastende Verpflichtungen, instabile soziale Beziehungen, aufgeschobene Probleme, Missstimmungen im Freundeskreis oder sogar durch scheinbar unwichtige Anforderungen wie Rasenmähen. In der Summe können sie den Algorithmus überlasten und sogar blockieren. Dies geschieht umso schneller und intensiver, je weiter der mentale Pegel bereits abgesunken ist.

Innere und äußere Einflüsse auf das Stressempfinden

Nicht eine einzelne Belastung, beispielsweise beruflicher Natur, sondern das gesamte „System", das Zusammenspiel verschiedener innerer und äußerer Faktoren – wie eigene Bedürfnisse, individuelle Einstellung, sozialer Beziehungsstatus, Gesundheit, Erwartungshaltung des Umfelds und vieles mehr – entscheidet darüber, ob eine Anforderung als tragbare Belastung oder als schädlicher Stress empfunden wird.

Der Einfluss des eigenen Bedürfnis- und Leistungsprofils

Ein hohes Anforderungsniveau löst kaum Stress aus, wenn die Art der Belastung dem natürlichen Bedürfnis- und Leistungsprofil entspricht und bei der Bewältigung ausreichend mentale Energie gewonnen wird. Umgekehrt kann selbst eine vergleichsweise geringe Anforderung, die außerhalb des eigenen Interessenspektrums liegt – wie beispielsweise das Anstehen in einer Warteschlange –

als lästige Zumutung empfunden werden. Solche Situationen können die Stimmung negativ beeinflussen und zu einer subjektiv verstärkten Stressempfindung führen.

Stress durch Über- und Unterforderung

Stress entsteht nicht nur durch Überlastung, sondern auch durch Unterforderung. Jedes Lebewesen ist darauf ausgerichtet, sein individuelles Lebensskript, geprägt durch genetische Anlagen und Sozialisation, zu verfolgen und durch erfolgreiche Aktivitäten mentale Energie zu gewinnen. Sowohl überfordernde als auch unterfordernde Szenarien sind ungeeignet, um den Energiehaushalt aufrechtzuerhalten.

Fazit: Nicht nur akute Belastungen durch hervordrängende innere Bedürfnisse oder hohe äußere Anforderungen beeinflussen das Stressempfinden, sondern auch ungelöste Hintergrundprobleme, die als ständige mentale Energieverluste wirken. Um sich vor Dauerstress zu schützen, ist es ratsam, schrittweise bestehende Hintergrundbelastungen zu identifizieren und diese Probleme zu lösen.

50. Risiken

Das Gefühl der Überlegenheit

Mirko fuhr auf der Landstraße, das Radio spielte leise im Hintergrund. Er hatte keinen Zeitdruck, doch ein Gefühl der Unruhe ließ ihn nicht los und er fuhr schnell. Sein Tag war schlecht gewesen – Stress im Büro, ein Streit mit seiner Freundin, und diese lähmende Erschöpfung, die ihn schon seit Wochen begleitete.

Plötzlich vor ihm ein „Trödler". Ein kurzer Blick in den Rückspiegel – freie Bahn. Eine Stimme in seinem Kopf flüsterte: „Das reicht bei Weitem, bei deinen PS."

Ohne lange nachzudenken, trat Mirko aufs Gaspedal und setzte zum Überholen an. Unnötig, er hatte es ja nicht eilig. Doch irgendetwas in ihm drängte ihn dazu. Sein Algorithmus zwang ihn, sich zu beweisen – sich selbst und allen anderen. Ein kurzer Moment der Überlegenheit, ein kleiner Energieschub inmitten der inneren Leere.

Doch dann passierte es: Der entgegenkommende Wagen kam viel schneller heran, als er gedacht hatte. Panik. Sein Herz raste. Reflexartig riss Mirko das Lenkrad herum und scherte knapp vor dem überholten Auto ein. Das Heck brach aus, der Wagen geriet ins Schleudern. Ein verzweifeltes Gegenlenken – und dann, wie durch ein Wunder, brachte er den Wagen wieder unter Kontrolle.

Für einen Moment herrschte Stille. Sein Atem ging flach, seine Hände umklammerten das Lenkrad. Was zum Teufel war das denn? Langsam realisierte er: Sein eigener Algorithmus hatte ihn ins Risiko geschickt. Die innere Leere, der sinkende Energiepegel hatten ihn in eine gefährliche Aktion gedrängt. Beinahe hätte ihn sein eigener Algorithmus zerstört.

Mit zittrigen Händen schaltete er das Radio aus. Er wusste, dass er etwas ändern musste – bevor es irgendwann nicht mehr gut ausging.

Steigende Risikobereitschaft

Ein sinkender Energiepegel zwingt den Algorithmus dazu, immer höhere Risiken einzugehen, um möglichst schnell Erfolge zu erzielen – notfalls auch durch kurzsichtige und potenziell gefährliche Entscheidungen. Dabei wird die Wahrnehmung der Realität zunehmend verzerrt, und bestehende Risiken werden fahrlässig unterschätzt.

Mentale Energie und Risiko

Das Erwirtschaften mentaler Energie folgt ähnlichen Prinzipien wie der Handel an der Börse. „Sichere Anlagen" liefern zwar stabile, aber oft nicht ausreichende Erträge, um den mentalen Energiehaushalt langfristig im Gleichgewicht zu halten.
Das alltägliche Leben allein „erzeugt" häufig nicht genug mentale Energie, um eine stabile mentale Verfassung zu gewährleisten.

Höhere Renditen, höhere Risiken

Höhere mentale Gewinne sind jedoch unweigerlich mit höheren Risiken verbunden. Im mentalen Mangel neigt der Algorithmus dazu, risikoreiche Verhaltensweisen zu bevorzugen – etwa extremes Fahrverhalten, waghalsige Überholmanöver, Extremsportarten wie Bungee-Jumping oder Gleitschirmfliegen, riskante Skimanöver, unkontrollierte Affären oder andere gefährliche Aktivitäten.

Kurzfristige Gewinne, langfristige Risiken

Solches Verhalten kann zwar kurzfristig einen erheblichen Energieschub bringen, doch dieser ist meist nur von kurzer Dauer – und oft mit langfristigen Risiken für körperliches und mentales Wohlbefinden verbunden.

Fazit: Einzelne risikoreiche Aktivitäten sind kein nachhaltiger Weg, um das grundlegende Problem mangelnder mentaler Energie zu lösen. Stattdessen muss das gesamte System der mentalen Energiegewinnung langfristig optimiert werden, um eine stabile und nachhaltige Balance zu erreichen.

51.   Die Frage nach dem Sinn

Der unsichtbare Geschäftsführer

Sascha saß in seinem kleinen Atelier und betrachtete sein neuestes Gemälde. Die Farben, die Linien – alles fügte sich genau auf eine Weise zusammen, wie er es sich vorgestellt hatte. Ein tiefes Gefühl der Zufriedenheit durchströmte ihn. Es war nicht nur die Freude über das Bild, sondern das Wissen, dass er etwas geschaffen hatte, das ihn weiterbrachte.

Seit er denken konnte, hatte er das Bedürfnis zu malen. Jedes Mal, wenn er einen Pinselstrich setzte, arbeitete er an der Verwirklichung seiner inneren Vorstellung. Sein Gehirn belohnte ihn dafür – mit einem Schub an Energie, einem Moment des Glücks, einem Gefühl von Sinnhaftigkeit.

Doch es war nicht nur die Kunst, die ihn erfüllte. Vor kurzem hatte er sich ehrenamtlich in einem Kinderkunstprojekt engagiert. Er hatte erwartet, einfach nur mit den Kindern zu malen – doch als er sah, wie ihre Augen leuchteten, wenn sie ihre eigenen kleinen Werke erschufen, spürte er dieselbe Energie. Es war, als ob sein Körper und Geist ihm zuflüsterten: Das ist richtig. Das lohnt sich.

Sascha verstand plötzlich, dass sein „innerer Geschäftsführer" – sein Algorithmus – ihm immer dann eine Belohnung gewährte, wenn er auf dem „richtigen" Weg war. Ob es ein perfekter Pinselstrich war oder das Lächeln eines Kindes, das zum ersten Mal stolz auf seine eigene Zeichnung war – jedes dieser Erlebnisse gab ihm mentale Energie in Fülle zurück. Und genau das machte sein Leben sinnvoll.

Der „Investor Natur" und seine Erwartungen

Nach dem zugrunde liegenden Gedankenmodell betrachtet der „Investor Natur" die Geburt eines Lebewesens als Investition, die mit Energieaufwand verbunden ist. Entsprechend erwartet er eine lohnende Rendite – idealerweise in Form zahlreicher, weiterentwickelter Nachkommen, die seine „Investition" nachhaltig fortführen.

Belohnung bei erfolgreicher Investition

Jedes Verhalten, das diese Investition unterstützt und mentale Energie als Rendite generiert oder zumindest erwarten lässt, wird vom Algorithmus – als „Geschäftsführer" des Organismus – belohnt. Stellvertretend für den „Investor Natur" schüttet er Belohnungssubstanzen aus und vermittelt ein Gefühl von „Sinnhaftigkeit" – die Umsetzung des genetischen Potenzials. Jeder erfolgreiche Schritt auf diesem Weg steigert sowohl das mentale Energieniveau als auch das Empfinden von Sinn.

Das Gefühl der „Sinnhaftigkeit" im Alltag

Dieses Gefühl entsteht beispielsweise, wenn sich ein Herzenswunsch erfüllt, der genau der eigenen Bedürfnislage entspricht. Doch nicht nur Selbstverwirklichung trägt dazu bei – auch soziales Engagement kann ein hohes Maß an Sinnstiftung bewirken und mentale Energie zufließen lassen.

Wohlgefühl und Sinnhaftigkeit durch soziale Einbindung

Mentale Stabilität und ein Gefühl der Zugehörigkeit entstehen insbesondere durch tragfähige Freundschaften und soziale Anerkennung – auch im Hinblick auf das andere Geschlecht. Dieses Zugehörigkeitsgefühl kann so tiefgehendes Wohlbefinden und Sinn vermitteln, dass eigennützige Interessen bei stark sozial orientierten Menschen in den Hintergrund treten. Das Bewusstsein, einen spürbaren Beitrag für andere oder die Gemeinschaft zu leisten, wird oft als bedeutsamer empfunden als der persönliche Vorteil.

Fazit: Im Zustand mentaler Ausgeglichenheit vermittelt der Algorithmus ein starkes Gefühl von „Sinnhaftigkeit", verbunden mit einem hohen Selbstwertgefühl. Fehlt es hingegen dauerhaft an mentaler Energie – als Zeichen fortgesetzter Fehlinvestition – erscheint dem Individuum das Leben zunehmend als belastend und „sinnlos". In diesem Zustand sinkt das Selbstwertgefühl drastisch, und der Mensch nimmt sich selbst als „Versager" wahr.

52.   Burn-out

Der leere Akku

Niklas war immer jemand gewesen, der Vollgas gab. Seine Arbeit als Projektleiter liebte er, doch die letzten Monate hatten ihm alles abverlangt. Endlose Meetings, wachsende Verantwortung, kaum Pausen – er funktionierte nur noch.

Eines Morgens saß er an seinem Schreibtisch, die Finger über der Tastatur, bereit, einen wichtigen Bericht fertigzustellen. Doch nichts passierte. Sein Kopf war leer. Einfach leer. Ein Druck breitete sich in seiner Brust aus, sein Atem wurde flacher.

Er versuchte, sich zu konzentrieren. Los, Jonas, reiß dich zusammen! Doch sein Körper reagierte nicht. Die Erschöpfung war anders als sonst – tiefer, lähmender.

Plötzlich wurde ihm klar: Er hatte sich über Monate hinweg verausgabt, ohne seine mentale Energie aufzufüllen. Wie eine Batterie, die zu lange auf Reserve lief. Sein System, mit dem er sich früher motiviert hatte, funktionierte nicht mehr.

Er lehnte sich zurück, spürte, wie seine Hände zitterten. Das war kein normaler Stress mehr – es war der Punkt, an dem nichts mehr ging. Burn-out.

Ein Schlusspunkt. Doch vielleicht auch ein Neuanfang.

Die Vorgeschichte eines Burn-outs

Ein Burn-out markiert oft nur den Schlusspunkt einer schleichenden Unterversorgung mit mentaler Energie und wird für den Betroffenen meist erst dann sichtbar. Ähnlich wie bei einer Depression versagt das System, mit dem er seine mentale Energie erarbeitet hat.

Die Säulen der mentalen Energie

Der Pegel mentaler Energie wird von zahlreichen größeren und kleineren Säulen getragen. Dazu gehören Anerkennung am Arbeitsplatz, eine stabile familiäre Verankerung, ein stützender Freundeskreis, ein Halt schaffender Glaube oder auch eine gewisse Machtposition. Doch auch materielle oder naturnahe Aspekte wie ein schönes Haus, ein Garten, ein Haustier oder die Verbindung zur Natur können zur mentalen Energiegewinnung beitragen. Fällt auch nur *eine* dieser Energiequellen weg und wird nicht ersetzt, führt dies langfristig zu Defiziten, die sich in ernsthaften psychischen oder physischen Beschwerden manifestieren können.

Belastungen und ihre Auswirkungen

Ein unsicherer Arbeitsplatz mit wachsenden Anforderungen, insbesondere unter einem fachlich oder sozial inkompetenten Vorgesetzten, kann ebenso belastend sein wie eine instabile Beziehung, eine konfliktreiche Familie, pubertierende Kinder oder fehlende tragende Freundschaften. Solche Faktoren erschweren es, Energieverluste durch positive Erfahrungen auszugleichen.

Breit gefächerte Risikostreuung

Wie bei finanziellen Investitionen gilt auch hier die Regel der Risikostreuung. Wer seine mentale Energiegewinnung einseitig, beispielsweise nur auf den Beruf, konzentriert, begibt sich in eine gefährliche Abhängigkeit. Eine ausgewogene Lebensgestaltung mit vielfältigen Energiequellen, insbesondere durch soziale Kontakte und freudvolle Aktivitäten, kann dagegen stabilisierend wirken.

Schicksalsschläge und schleichende Unterversorgung

Schicksalsschläge können den Energiepegel abrupt und drastisch senken. In den meisten Fällen jedoch ist ein Burn-out das Ergebnis einer *schleichenden* Unterversorgung mit mentaler Energie, die zu lange ignoriert wurde. Mit sinkendem Energiepegel nimmt zudem die Fähigkeit zur Selbstreflexion und strategischen Lebensgestaltung rapide ab. Hätte das soziale Umfeld die Warnzeichen früher erkennen und eingreifen können? Und wäre der Betroffene überhaupt bereit gewesen, Hilfe anzunehmen?

Soziale Beziehungen

Ein Mangel an tragfähigen sozialen Beziehungen ist – neben existenzbedrohenden Belastungen – einer der häufigsten Faktoren für einen mentalen Niedergang. Besonders die Beziehung zwischen Lebenspartnern spielt eine zentrale Rolle, da hier die größten positiven wie auch negativen Energieflüsse stattfinden. Sie gilt als die sensibelste Größe im mentalen Energiehaushalt.

Vorbeugung gegen Burn-out und Depression

Das Risiko für einen Burn-out oder eine Depression lässt sich durch eine bewusste und ausgewogene Lebensführung reduzieren. Lange bevor die Situation kritisch wird, sollten regelmäßige Selbstreflexion und gegebenenfalls eine Neujustierung der mentalen Energieversorgung erfolgen. Dazu kann auch gehören, belastende, aber eingefahrene Beziehungen oder Verhaltensmuster konsequent zu hinterfragen und gegebenenfalls zu verändern.

Liegt die Schuld wirklich nur bei den „anderen"? Mangelt es vielleicht an Selbstreflexion und Sensibilität für die eigenen Bedürfnisse *und* das soziale Umfeld? Ist es falsche Selbsteinschätzung oder Egoismus, der zur Überforderung geführt hat? Und sollte man nicht früher um Hilfe bitten, bevor es zu spät ist?

Fazit: Die Burn-out-Prävention lässt sich mit einer Schuldnerberatung vergleichen: Die mentalen Energiezuflüsse müssen gesteigert und die Abflüsse reduziert werden. Da jede Veränderung das gesamte System beeinflusst, ist eine umfassende und ehrliche Bestandsaufnahme erforderlich.

53.   Der „freie Wille"

Die Illusion der Entscheidung

Holger saß in seinem Lieblingscafé und starrte auf die Speisekarte. Sollte er den Cappuccino nehmen oder doch lieber einen Espresso? Eine einfache Entscheidung – oder etwa nicht?

Seit er einen Artikel über Neurowissenschaften gelesen hatte, ließ ihn eine Frage nicht mehr los: Hatte er überhaupt einen freien Willen, oder war jede seiner Entscheidungen nur das Produkt neuronaler Prozesse, die längst in seinem Gehirn abliefen, bevor er sich überhaupt bewusst entschied?

Er erinnerte sich an die vielen Male, in denen er impulsiv gehandelt hatte – wie gestern, als er völlig übermüdet in einer Diskussion mit seinem Kollegen laut wurde. Erst hinterher hatte er sich selbst eingeredet, dass er im Recht gewesen war. Aber war das wirklich eine bewusste Entscheidung gewesen? Oder hatte sein erschöpfter Geist einfach die Kontrolle an tiefere, instinktivere Ebenen abgegeben?

Vielleicht war das der Punkt: Wenn sein mentaler Energiepegel hoch war, fühlte er sich klar, reflektiert, als hätte er die Kontrolle über sein Denken und Handeln. Doch sobald er müde, gestresst oder überfordert war, reagierte er impulsiv – und sein Gehirn lieferte ihm im Nachhinein eine „logische" Erklärung für seine unüberlegten Reaktionen.

Holger seufzte und bestellte schließlich einen Cappuccino. War es seine Entscheidung gewesen? Oder hatte sein Algorithmus sie längst vorher getroffen?

Er würde es wohl nie wirklich wissen.

Was ist „freier Wille"?

Für den Begriff „freier Wille" oder „Willensfreiheit" existiert keine allgemein anerkannte Definition. Fachübergreifend wird darunter jedoch die subjektiv empfundene Fähigkeit verstanden, unter verschiedenen Wahlmöglichkeiten eine bewusste Entscheidung treffen zu können.

Kontroverse in den Neurowissenschaften

In den Neurowissenschaften wird die Frage des „freien Willens" kontrovers diskutiert. Eine verbreitete Ansicht besagt, dass der freie Wille eine Illusion sei: Handlungsimpulse würden durch neuronale Prozesse aus dem Inneren generiert, und erst im Nachhinein entstehe das bewusste Gefühl, sich frei entschieden zu haben.

Das Modell und der Pegel mentaler Energie

Diese Sichtweise lässt sich mit dem hier entwickelten Modell in Einklang bringen – dies gilt allerdings nur für einen niedrigen Pegel mentaler Energie. Dann übernehmen die unteren neuronalen Schichten die Kontrolle, mit denen der Algorithmus arbeitet. Um eine konsistente Wahrnehmung zu erzeugen, konstruiert der Algorithmus eine Scheinwirklichkeit und liefert nachträglich oft fadenscheinige Erklärungen für offenkundiges Fehlverhalten, das aus den mental eingeschränkten unteren Schichten resultiert.

Mentales Gleichgewicht und Entscheidungsfähigkeit

Befindet sich der Mensch im mentalen Gleichgewicht, sind auch die höheren kognitiven Schichten mit ausreichend Energie versorgt. Dadurch kann der Algorithmus langfristig und mit Übersicht verschiedene Handlungsoptionen bewusst abwägen und als „freier Wille" dem Organismus eine optimale, nachhaltige Entscheidung zur Ausführung übermitteln.

Bedingter freier Wille

Der Mensch verfügt durchaus über einen freien Willen – jedoch nicht zu jeder Zeit und nicht in jeder Situation. Bei einem extrem niedrigen mentalen Energiepegel schaltet der Algorithmus auf Notbetrieb und priorisiert das unmittelbare Überleben. Er konzentriert die verbleibende Energie auf die ressourcenschonenden unteren Schichten und arbeitet mit diesen so effizient wie möglich.

Der Verstand und die Mangelwirtschaft

Die höheren kognitiven Schichten – oft als „Verstand" bezeichnet – werden dabei weitgehend entmachtet. Der Algorithmus könnte sie mit dem Argument abweisen, sie hätten den Niedergang früher erkennen und gegensteuern müssen, um eine „hochwertige" Regulierung zu gewährleisten und eine mentale Mangelwirtschaft zu verhindern.

Freier Wille und mentaler Energiepegel

Ein ausreichend hoher mentaler Energiepegel ermöglicht einen funktionierenden freien Willen. Sinkt der Pegel jedoch so weit ab, dass der übergeordnete Verstand nicht mehr zuverlässig arbeitet, übernehmen die unteren Schichten die Kontrolle. Dann steuert der Autopilot: egoistisch, mental eingeschränkt und kurzsichtig.

54. Energiepegel unter Limit: Panik im Cockpit

Beim Flug AF 447, einem Linienflug der Air France von Rio de Janeiro nach Paris, stürzte in der Nacht vom 31. Mai zum 1. Juni 2009 ein Airbus A330-200 über dem Atlantik ins Meer.

Technisches Versagen und Stressfaktor

Die Maschine befand sich in einer Schlechtwetterzone, als in Reiseflughöhe die Geschwindigkeitsmessung ausfiel. Ursache war die Ablagerung von Eisgraupeln auf den Pitot-Rohren, den Messgeräten für die Geschwindigkeit. Aufgrund unplausibler Messwerte schaltete sich der Autopilot ab.

Fehleinschätzung der Lage und Orientierungslosigkeit

Die beiden Co-Piloten – der Kapitän hatte sich zur Ruhe begeben – gerieten in zunehmenden Stress. Sie schätzten die Situation falsch ein, verloren jegliche Orientierung und reagierten entgegen den Warnungen des Bordcomputers auf einen drohenden Strömungsabriss ("Stall") mit andauerndem Hochziehen des Flugzeugs, wodurch sie es in einen überzogenen Flugzustand brachten.

Die fatale Folge: Strömungsabriss und Auftriebsverlust

Die Strömung um die Tragflächen riss ab, der Auftrieb ging verloren. Das Flugzeug begann schnell zu sinken, und auch der herbeigerufene Kapitän erkannte die Lage zu spät. Mit weiterhin hochgezogenem Anstellwinkel prallte die Maschine schließlich mit hoher Geschwindigkeit auf die Wasseroberfläche.

Panik und mentale Überforderung

Wie die Aufzeichnungen des Flugschreibers zeigen, waren die Piloten durch die ausgefallenen Messwerte verunsichert und gerieten schließlich in Panik. Sie waren nicht mehr in der Lage, die Warnungen des Bordcomputers wahrzunehmen, der minutenlang auf den überzogenen Flugzustand hingewiesen hatte.

Blindes Handeln unter maximalem Stress

Statt sich auf die Lösung des Problems zu konzentrieren, beschäftigten sich die Piloten damit, ein selbst verursachtes Rollen um die Längsachse zu stabilisieren. Der steuernde Pilot zog das Flugzeug gegen alle Regeln weiterhin hoch – bis die Katastrophe unausweichlich war.

Verschärfung der Situation durch Erschöpfung

Die Panik wurde verstärkt durch die mangelnde Fitness und Erschöpfung der Co-Piloten, die unausgeschlafen den Flug angetreten hatten. Zudem hatten sie das „Fliegen von Hand" weitgehend verlernt.

Der Zusammenbruch der kognitiven Fähigkeiten

Unter extremem mentalem Mangel und maximalem Stress reduzierte sich das Handlungsspektrum des Algorithmus auf rudimentäre Reflexe. Es gab keine realen Handlungsoptionen mehr, keinen „freien Willen" – nur noch ein unkontrolliertes Reagieren bis zum tragischen Ende.

Historische Parallelen: Stress und Leistung in Extremsituationen

Bereits 1950 untersuchte S.L.A. Marshall in „The Soldier's Load and the Mobility of a Nation", wie Stress in Kriegssituationen die Kampfqualität von Soldaten beeinflusst.
Die verbreitete Annahme, dass Menschen in lebensbedrohlichen Situationen über sich hinauswachsen und übermenschliche Leistungen erbringen können, bestätigte sich nicht. Vielmehr waren

Individuen unter extremem Stress kaum zu mehr fähig als panisch drauflos- oder davonzurennen.

Stress und der Zusammenbruch der Überlebenssysteme

Laut dieser Studie verfügt der Mensch über drei primäre Überlebenssysteme: die Wahrnehmung, die kognitive Verarbeitung und die motorische Umsetzung in Verhalten und Bewegung. Unter übergroßem Stress brechen jedoch alle drei Systeme zusammen.

Fazit: Das hier entwickelte Gedankenmodell kommt zum gleichen Ergebnis: In extremen Stresssituationen reduziert sich das menschliche Handeln auf rudimentäre Reflexe, während höhere kognitive Prozesse vollständig versagen.

55. Soziale Kompetenz

Das Gespür

Martina betrat den Konferenzraum und spürte es sofort – eine Spannung lag in der Luft. Die Kollegen saßen in kleinen Gruppen beisammen, ihre Blicke mieden einander, die Stimmen gedämpft. Irgendetwas war passiert.

Sie ließ ihren Blick schweifen und konzentrierte sich auf die Körpersprache der Anwesenden. Stefan, der sonst immer scherzte, rührte schweigend in seinem Kaffee. Lilly saß mit verschränkten Armen da. In Martinas Kopf arbeitete es: Hat es Streit gegeben? Ist jemand übergangen worden? Mit ruhiger, aber bestimmter Stimme fragte sie: „Gibt es etwas, das wir besprechen sollten?"

Zunächst Stille. Dann seufzte Lilly und sagte: „Die Entscheidung gestern ... ich hatte das Gefühl, dass meine Meinung nicht wirklich gezählt hat."

Martina nickte. Sie hatte es geahnt. Sie wusste, dass es nicht nur darum ging, wer recht hatte, sondern darum, wie sich jeder fühlte. Sie nahm sich die Zeit, die Situation zu klären – ließ alle zu Wort kommen, hörte zu, stellte Fragen.

Nach wenigen Minuten spürte sie, wie sich die Anspannung löste. Stefan begann wieder zu reden, Lilly entspannte sich sichtlich. Der Energiepegel im Raum veränderte sich – das unsichtbare Gleichgewicht zwischen den Menschen war wiederhergestellt.

Martina wusste: Soziale Kompetenz bedeutete mehr als nur Kommunikation. Es war das feine Gespür für Stimmungen, das Erkennen der Bedürfnisse anderer und die Fähigkeit, das eigene Handeln daran auszurichten. Wer das beherrschte, konnte nicht nur Konflikte lösen, sondern auch Energie aus sozialem Miteinander schöpfen – für sich selbst und für andere.

Soziale Kompetenz?

In diesem Buch werden unter sozialer Kompetenz jene Eigenschaften und Fähigkeiten verstanden, die zur Erarbeitung mentaler Energie aus sozialen Quellen notwendig sind. An erster Stelle steht die soziale Sensibilität – die Fähigkeit, den Gemütszustand anderer Menschen feinfühlig wahrzunehmen und angemessen darauf zu reagieren.

Varianz der sozialen Sensibilität

Obwohl der Mensch von Natur aus als soziales Wesen konzipiert ist, variiert die Sensibilität für soziale Gegebenheiten erheblich. Nach dem hier entwickelten Modell werden soziale Fähigkeiten durch obere soziale Schichten der neuronalen Netze repräsentiert. Diese bestimmen, wie gut ein Individuum den Energiepegel anderer Menschen einschätzen kann und welchen Stellenwert das Wohlergehen der Mitmenschen im Vergleich zu den eigenen Interessen hat.

Einfluss genetischer und pränataler Faktoren

Genetische Faktoren können ebenso wie ungünstige pränatale Bedingungen – etwa der Einfluss von Alkohol, Nikotin oder Stress während der Schwangerschaft – eine Rolle spielen. Kann die Mutter dem Säugling kein Urvertrauen vermitteln und entsteht keine stabile, mentale Bindung zu Bezugspersonen, kann dies die soziale Entwicklung weiter beeinträchtigen.

Soziale Minderbegabung und Egoismus

Einige Menschen reagieren bereits überempfindlich, wenn ihre eigenen Interessen auch nur geringfügig beeinträchtigt werden, während sie die Bedürfnisse anderer kaum berücksichtigen. Soziale Minderbegabung geht häufig mit erhöhtem Egoismus einher.

Folgen verminderter sozialer Sensibilität

Eine eingeschränkte Sensibilität für soziale Gegebenheiten in Kombination mit einem übersteigerten Eigeninteresse fördert Fehleinschätzungen und Fehlverhalten. Dies kann zur Ablehnung oder Isolation durch das soziale Umfeld führen, was wiederum den Energiepegel senkt und Unsicherheiten sowie ein sinkendes Selbstwertgefühl nach sich zieht.

Die Bedeutung der „Atmosphäre"

Ein weiteres Defizit mangelnden Einfühlungsvermögens liegt darin, dass viele Erlebnisse in einer angenehmen sozialen Atmosphäre weit mehr mentale Energie abwerfen als ohne diese. Beispielsweise kann ein Naturerlebnis in Gesellschaft eines vertrauten oder geliebten Menschen deutlich mehr Energie erbringen als allein.

Machtpositionen als Ersatz für soziale Energie

Menschen mit geringer sozialer Sensibilität können nur eingeschränkt mentale Energie aus sozialen Quellen beziehen. Um fehlende Energiezuflüsse zu kompensieren, neigen sie dazu, Machtpositionen anzustreben, um so von ihrem Umfeld mentale Energie zu erzwingen.

Der Idealfall menschlichen Zusammenlebens

Der Idealfall eines funktionierenden sozialen Miteinanders zeichnet sich durch kooperative Verhaltensweisen und einen ausgeglichenen Austausch mentaler Energie in Familie, Berufsleben und Gesellschaft aus. Dies würde nicht nur die Effizienz steigern, sondern auch das Lebensgefühl aller Beteiligten erheblich verbessern.

Kooperation und soziale Sensibilität

Erfolgreiche Kooperation erfordert eine ausreichend und ähnlich verteilte soziale Sensibilität aller Beteiligten. Sie sind empfindlich gegenüber Störungen durch egoistische Personen, die Zuwendungen beanspruchen, jedoch keinen Beitrag zum sozialen Gleichgewicht leisten.

Gefahr des Ungleichgewichts

Ein stabiler Austausch in einer Gemeinschaft kann durch ein Ungleichgewicht zwischen Geben und Nehmen ins Wanken geraten. Wird das Gleichgewicht gestört, besteht die Gefahr, dass die gesamte Gemeinschaft mentale Defizite entwickelt, destabilisiert wird und an Zusammenhalt und Effizienz verliert.

Umgang mit weniger sozial Disponierten

Weniger sozial eingestellte Menschen stellen in der Gesellschaft, am Arbeitsplatz und insbesondere in Führungspositionen eine Herausforderung dar. Häufig geschieht dies auf Kosten sozial kompetenterer Personen. Viele lassen soziale Übergriffe zu, weil sie den Aufwand scheuen, sich mit egoistischen und sozial beschränkten Zeitgenossen herumschlagen zu müssen.

Veränderbarkeit unsozialen Verhaltens

Angesichts der hohen Flexibilität neuronaler Netze ist es fraglich, ob unsoziales Verhalten wirklich unveränderbar ist. Möglicherweise verhält sich ein Mensch unsozial, weil ihm das Ausnutzen anderer leichtfällt und das soziale Umfeld sich nicht entschieden genug dagegen wehrt.

Der Umgang mit unsozialen Menschen

Unsoziale Menschen sind in unterschiedlichem Maße veränderbar, abhängig von der Tiefe ihrer genetischen Prägungen und den Einflüssen durch ihre Lebenserfahrung. Da das Umfeld dies oft nicht beeinflussen kann, bleibt häufig nur die Möglichkeit, sich konsequent abzugrenzen. Um sich vor negativen Einflüssen zu schützen, ist es essenziell, von Anfang an klare Grenzen zu setzen und die eigenen Interessen sowie gesellschaftlichen Werte entschieden zu verteidigen.

# 56.	Kriminalität und „freier Wille"

Die Frage nach der Schuld

Richterin Nora Schwarz lehnte sich in ihrem Sessel zurück und musterte den Angeklagten. Ein junger Mann, Anfang zwanzig, saß mit verschränkten Armen da, sein Blick leer, sein Körper angespannt. Der Fall war klar – ein tätlicher Angriff auf offener Straße, festgehalten von Überwachungskameras. Doch die eigentliche Frage lag tiefer: War es eine bewusste Entscheidung gewesen oder das zwangsläufige Resultat neuronaler Prozesse?

Der Verteidiger führte das Gutachten eines Neurowissenschaftlers an. „Mein Mandant handelte in einem Zustand höchster emotionaler Erregung. Die Aktivität in seinem präfrontalen Kortex war zu diesem Zeitpunkt nachweislich reduziert, während die Amygdala – das Zentrum für Angst und Aggression – überaktiv war. Können wir da noch von freiem Willen sprechen?"

Die Staatsanwältin schüttelte den Kopf. „Wenn wir diesen Argumenten folgen, entziehen wir jedem Täter die Verantwortung für seine Taten. Was bleibt dann von unserem Rechtssystem übrig? Wir bestrafen schließlich nicht nur zur Vergeltung, sondern auch zur Abschreckung."

Nora dachte nach. War die Tat das unausweichliche Produkt biologischer Abläufe? Oder hatte der junge Mann doch eine Wahl gehabt? Wie konnte man Strafe und Gerechtigkeit definieren, wenn selbst die Hirnforschung keine eindeutige Antwort liefern konnte?

„Es gibt keine einfachen Antworten", sagte sie schließlich laut. „Aber eines bleibt sicher: Wo wir die Grenzen der Verantwortung ziehen, entscheidet nicht nur die Wissenschaft – sondern auch die Gesellschaft."

Mit einem tiefen Atemzug beugte sie sich nach vorne. „Lassen Sie uns mit der Verhandlung fortfahren."

„Freier Wille" und Straftaten

In den letzten Jahren hat sich die Diskussion um den „freien Willen" im Zusammenhang mit Straftaten – nicht zuletzt durch Studien aus der Hirnforschung – nicht nur intensiviert, sondern auch zunehmend polarisiert. Psychologen, Neurowissenschaftler und Juristen debattieren seit Jahren über die zentrale Frage: Was geschieht im Gehirn eines Straftäters im Moment der Tat? Kann man in diesem Augenblick tatsächlich noch von einem „freien Willen" sprechen, oder ist der Handlungsverlauf bereits durch neuronale Prozesse festgelegt und nicht mehr aufzuhalten? Wäre dies der Fall, würde die Frage nach der strafrechtlichen Verantwortung neu gestellt werden müssen.

Der Einfluss der Hirnstruktur

Handlungsimpulse entstehen z.B. in den unteren Schichten der neuronalen Netze im Gehirn, in denen lediglich grundlegende, eingegrenzte Funktionen zur Verfügung stehen. Anschließend werden diese Signale weitergeleitet, bis sie entweder auf inaktive kognitive Schichten stoßen oder von höheren neuronalen Bereichen verarbeitet werden. Bei einem hohen mentalen Energiepegel erreichen die Impulse die obersten Schichten, wo sie mit strategischer Übersicht, bewusster Reflexion und dem sogenannten „freien Willen" in qualitativ hochwertige, zielführende Aktionen geformt, aber auch zurückgewiesen werden können.

Kontrollmechanismen und der Energiepegel

Die höheren Schichten spielen eine entscheidende Rolle als Kontrollinstanz, indem sie diese Impulse überprüfen und gezielt freigeben. Diese Kontrolle funktioniert jedoch nur, solange die oberen Schichten aktiv sind. Sinkt der mentale Energiepegel zu stark ab, werden sie inaktiv, wodurch Handlungsimpulse ungehindert von den unteren Schichten ausgeführt werden. In diesem Zustand wird das Verhalten nicht mehr von bewussten Entscheidungen, sondern von automatisierten, elementaren Reaktionsmustern bestimmt.

Der Messerwerfer und der freie Wille

Ein Messerwerfer stand vor Gericht, angeklagt, seine Partnerin vorsätzlich getötet zu haben. Während ihrer gemeinsamen Vorführungen stand sie vor einer Holzwand, während er sie mit geworfenen Messern umriss. Die Darbietung endete stets mit zwei Messern, die er nur einen Fingerbreit von ihrer Halsschlagader entfernt platzierte – ein Akt, der höchste Konzentration und Zielsicherheit erforderte. Niemals zuvor hatte er sich einen Fehler geleistet. Doch eines Tages traf eines seiner Messer ihre Halsschlagader – und sie starb an der Verletzung. War es ein Unfall?

Die Entscheidungsfindung des Täters

Als bekannt wurde, dass seine Partnerin ihn verlassen wollte, wurde er wegen Mordes angeklagt. In seiner Verteidigung sprach er offen über seine innere Zerrissenheit. Die Nachricht von ihrer Trennung habe ihn in ein tiefes Loch gestürzt. Sein erster Gedanke sei tatsächlich gewesen, sie zu töten, indem er ein einziges Messer nur minimal weiter links platzierte – genau so, wie es schließlich geschah.
Zwar habe er sich mit aller Kraft gegen diesen Impuls gewehrt, doch er sei nicht in der Lage gewesen, ihn aus seinem Bewusstsein zu verdrängen. Bei jeder Vorstellung habe es ihn höchster Anstrengung gekostet, seinen dunklen Gedanken zu widerstehen. Immer wieder sei er von dem Drang, die Tat auszuführen, gequält worden. Und eines Tages, in einem einzigen, unkontrollierten Moment, habe er die Kraft nicht mehr aufbringen können, dem inneren Drang zu widerstehen. So sei es geschehen. Im Grunde „gegen seinen Willen".

Das Urteil: Verantwortung und Schuld

Die Richter berieten lange. Sie kamen zu dem Schluss, dass der Messerwerfer Schuld auf sich geladen hatte – jedoch nicht im Moment des tödlichen Wurfs, sondern bereits zu dem Zeitpunkt, als ihm bewusst war, dass er sich nicht mehr sicher sein konnte, seine „niederen Triebe" zu beherrschen.

Das Muster krimineller Taten

Es gibt sicherlich Fälle, in denen eine Tat spontan und vollkommen unvorhersehbar ausgelöst wird. Doch die meisten Straftaten folgen eher einem Muster, wie es beim Fall des Messerwerfers der Fall war. Der innere Algorithmus hatte die Tat in den unteren Schichten der neuronalen Netze des Gehirns bereits lange zuvor geplant und mehrfach gedanklich durchgespielt.

Die „Waffe" war sozusagen geladen, und es fehlte nur noch der Moment, in dem der Abzug betätigt wurde. Die oberen Schichten hätten im Vorfeld noch Strategie und Planung beitragen können, doch letztlich drängte der Algorithmus unaufhaltsam auf die Ausführung der Tat.

Der Zeitpunkt der Entscheidung

Die Entscheidung für eine kriminelle Tat wurde oft zu einem Zeitpunkt getroffen, als es noch genügend Alternativen gegeben hätte. Die eigentliche Ausführung war dann lediglich die Umsetzung eines bereits voll entwickelten Plans, den der zur Grenzüberschreitung drängende Algorithmus mit aller Energie vorangetrieben hatte. Mangelnde Impulskontrolle bedeutet in diesem Zusammenhang, dass „problematische" Impulse aus den unteren Schichten in einem Zustand des Energiemangels auf inaktive obere Schichten treffen, wo sie nicht mehr kontrolliert oder entschärft werden können. Besonders fatal ist, dass Vernunft und Verstand in solchen Situationen mit als Erstes ausgeschaltet werden.

Gab es noch eine Wahl?

Zum Zeitpunkt der Tat gab es keine Alternativen mehr. Es war zu spät, und die unteren Schichten hatten längst die Kontrolle übernommen. Der Einfluss von Vernunft und strategischem Überblick hätte zu einem früheren Zeitpunkt ins Spiel kommen müssen. Doch unter dem Stress der sich zuspitzenden Ereignisse waren die höheren kognitiven Funktionen nicht mehr beteiligt.

Eingeschränkter freier Wille

Genauso wenig wie ein betrunkener Autofahrer argumentieren kann, er sei aufgrund seines Zustands nicht für einen Unfall verantwortlich, kann ein Straftäter sich darauf berufen, er habe in dem Moment keinen freien Willen gehabt. Ein Betrunkener wusste bereits zum Zeitpunkt seines Alkoholkonsums, dass seine Fahrtauglichkeit beeinträchtigt sein würde. Er hat die Risiken bewusst in Kauf genommen. Ebenso hat ein Straftäter seine Gedanken und Impulse oft bereits lange vorher zugelassen und innerlich verstärkt, bis sie nicht mehr zu kontrollieren waren. Der Punkt der Verantwortlichkeit liegt also nicht erst in der Tat selbst, sondern in den vorausgehenden Entscheidungen.

Ein hohes Energieniveau erlaubt eine bewusste Selbstkontrolle und die Möglichkeit, Impulse zu regulieren. Sinkt der Energiepegel jedoch drastisch, übernehmen die unteren Schichten das Handeln. Das Verhalten wird dann zunehmend automatisiert, impulsiv und unkontrolliert. Diese Erkenntnis wirft neue Fragen zur juristischen Bewertung der Verantwortlichkeit auf und erschwert die Beurteilung, inwieweit eine Tat als willentliche Entscheidung oder als zwanghafte Reaktion zu bewerten ist.

Fazit: Ob ein Straftäter im Moment seiner Tat über einen freien Willen verfügt, hängt maßgeblich von seinem mentalen Energiepegel und der damit verbundenen Aktivierung der höheren kognitiven Schichten seines Gehirns ab.

57.   Gewalt und Terror

Der Weg in die Dunkelheit

Als Kind hatte der Junge oft Angst. Angst vor seinem Vater, der schrie und schlug. Angst vor der Schule, wo er verspottet wurde. Angst vor den langen Nächten, in denen er allein mit seinen Gedanken war. Diese Angst begleitete ihn, fraß an ihm, ließ ihn immer tiefer in sich selbst versinken.

Eines Tages kam jemand, der ihm versprach, dass er nie wieder Angst haben müsse. „Du bist stärker, als du denkst", sagte der Mann mit der festen Stimme. „Du kannst dir nehmen, was dir zusteht." Zum ersten Mal in seinem Leben fühlte der Junge eine seltsame Art von Energie – eine, die nicht aus Liebe oder Anerkennung kam, sondern aus dem Gedanken, Macht über andere zu haben.

Zuerst war es nur eine Drohung, dann ein Schlag, irgendwann eine Waffe in der Hand. Mit jeder Machtausübung strömte ihm eine neue Kraft zu, verdrängte die alte Angst, die dunklen Nächte, die Zweifel. Es war, als würde er sich mit jeder Tat selbst bestätigen – als hätte er endlich die Kontrolle.

Doch mit der Zeit wurde es nicht mehr genug. Die Angst kam zurück, leise, heimtückisch. Also musste er mehr tun, härter zuschlagen, weitergehen. Was einst eine Flucht vor der eigenen Schwäche war, wurde zur Gewohnheit – dann zur Sucht.

Er sah nicht mehr den Schmerz in den Augen seiner Opfer. Er fühlte nur noch, wie mit jeder Tat eine Welle aus Energie durch ihn strömte, die ihn für einen Moment unbesiegbar machte. Für einen Moment war er nicht mehr das ängstliche Kind.

Doch irgendwann, in einer stillen Nacht, als niemand mehr da war, den er bezwingen konnte, kehrte die Angst zurück – stärker als je zuvor.

Ursachen für extreme Gewalt und Terrorismus

Viele können kaum nachvollziehen, zu welch „unmenschlichen" Gewalttaten Menschen fähig sind. Die Ursachen für ausufernde Aggression, Machtausübung und extreme Gewalt bis hin zum menschenverachtenden Terrorismus und vorsätzlicher Tötung könnten in einem extremen Mangel an mentaler Energie liegen. Anfangs mag dies von der dauerhaften Angst begleitet sein, in eine Depression abzugleiten. Doch wer einmal die enormen mentalen Energiezuflüsse aus Machtausübung erfahren hat, kann diese leicht in sein tägliches Energiegewinnungssystem integrieren – bis die Kontrolle darüber verloren geht und sie zur Sucht wird.

Gewinnung mentaler Energie

Der innere Algorithmus verfügt grundsätzlich über zwei Wege, um sich in einem beliebigen Umfeld ausreichend mentale Energie zu sichern: Entweder gelingt es, sich sachlich und sozial an die Gegebenheiten anzupassen, wobei die eigene Persönlichkeit und individuelle Auslegung eine Grenze dieser Anpassung setzen, oder es wird auf gewaltsame Methoden zur Durchsetzung eigener Interessen zurückgegriffen.

Anpassung oder Gewalt?

Eine erfolgreiche Anpassung bedeutet, unter den bestehenden Rahmenbedingungen und Regeln durch eigenes Bemühen und den effizienten Einsatz persönlicher Ressourcen genügend mentale Energie zu erwirtschaften, um zumindest zeitweise ein stabiles inneres Gleichgewicht zu erreichen. Gelingt diese Anpassung nicht – sei es aufgrund stark abweichender Bedürfnisse und Werte, unzureichender Selbstentwicklung oder ineffizienter Lebensführung – entstehen zunehmend mentale Defizite. Der Algorithmus wird in einem solchen Fall früher oder später nach alternativen

Strategien suchen. Wenn das Umfeld als ungünstig oder sogar feindlich wahrgenommen wird, kann sich eine aggressive und gewaltsame Haltung entwickeln, um die Umgebung an die eigenen Bedürfnisse anzupassen. Im Extremfall bedeutet dies die bewusste Zerstörung der bestehenden Ordnung mit dem Ziel, sie nach eigenen Vorstellungen neu zu gestalten. Aufstände und Revolutionen jeglicher Art sind oft die Folge solcher Entwicklungen.

Der Weg in die Gewalt

Der innere Algorithmus hat bereits alle potenziellen Quellen mentaler Energie erschlossen, jedoch auf keinem Gebiet nachhaltige Erträge erzielen können. Fehlende (sinnvolle) Arbeit oder tätige Selbstverwirklichung, das erdrückende Gefühl von Versagen und Sinnlosigkeit sowie die andauernde Frustration, in der Familie oder im sozialen Umfeld eingeschränkt, unterdrückt oder gar respektlos behandelt zu werden, führen zu drastischen Abflüssen mentaler Energie. Diese können das Energiekonto bis zum Äußersten belasten oder gar vollständig leeren.

Die Bedeutung von Perspektiven

Für den Algorithmus und seine mentale Energiebilanz gibt es nichts Wichtigeres als gute Aussichten und Zukunftsperspektiven. Fehlen diese, steigt die Gefahr eines mentalen Absturzes. Ein tief verankerter Glaube oder ein besonders stabiler mentaler Anker im persönlichen Umfeld kann den Niedergang noch eine Zeitlang aufhalten oder verzögern, jedoch nicht dauerhaft verhindern.

Glaubensradikalismus

Wenn ein „normaler" Glaube auf Dauer nicht genügend mentale Energie zuströmen lässt und das bestehende Defizit nicht spürbar ausgleichen kann, wird es schließlich unumgänglich, den Glauben immer strenger auszulegen – bis hin zur maßlosen Übertreibung und Selbstaufopferung. Unterstützend greift der innere Mechanismus auf das evolutionäre Urprogramm des „Sündenbocks" zurück: „Ungläubige" werden als Wurzel allen Übels identifiziert und kompromisslos bekämpft.

Sollte selbst dieser radikalisierte Glauben nicht ausreichen, um das mentale Energiedefizit zu kompensieren, wird der ums Überleben kämpfende Algorithmus gezwungen sein, in einer Art „Notwehr" zum letzten Mittel zu greifen: rücksichtsloser Aggression und Machtausübung, auch gegen gänzlich Unschuldige.

Perspektivlosigkeit

Zunächst sind es meist Menschen, die selbst Gewalt erfahren haben oder von Natur aus zu gewalttätigem Verhalten neigen, die diesen Weg beschreiten. Doch dauernde Erfolglosigkeit und gänzlich fehlende Zukunftsperspektiven können auch andere auf risikoreiche und menschenfeindliche Abwege bringen – insbesondere dann, wenn ihre mentale Entwicklung durch ein entsprechendes politisches oder religiöses Umfeld stark eingeschränkt wird.

Die Rechtfertigung von Gewalt

Um seine Grenzüberschreitungen zu legitimieren, suggeriert der Algorithmus, dass die begangenen Taten im Dienst einer höheren Macht, einer Gottheit, eines Propheten oder eines mächtigen Führers stehen – und von diesen Instanzen gutgeheißen werden. Diese Selbsttäuschung entbindet den Täter von jeglicher persönlichen Verantwortung. In extremen Fällen können sogar Mord oder Terrorakte gegen Unschuldige als Erfolge wahrgenommen werden, die Sinnhaftigkeit und Motivation für weitere Gewalttaten liefern.

Die destruktive Spirale der Gewalt

Doch Gewalt als Energiequelle ist ein gefährlicher Weg: Die Angst vor Entmachtung, vor der Rache der Betroffenen und vor der Vergeltung der geschädigten Gemeinschaft wächst unaufhaltsam und lässt immer mehr mentale Energie abfließen. Diese Angst erfordert fortschreitende Machtausübung und ein immer aggressiveres Verhalten, um sie im Zaum zu halten.

Besonders extrem wird diese Dynamik, wenn der Aggressor selbst stark bewaffnet ist, während seine Opfer ihm weitgehend wehrlos ausgeliefert sind. In solchen Situationen können die durch uneingeschränkte Machtausübung gewonnenen mentalen Energiereserven zu Gefühlen absoluter Allmacht führen – einem geradezu manischen „Flow" und einem kaum noch zu kontrollierenden Blutrausch.

Entschlossene Gegenwehr

Aggressiver Machtausübung kann im Prinzip nur durch entschlossene, mindestens gleichwertige Gegenwehr Paroli geboten werden – idealerweise durch aktives Zurückdrängen oder gar die vollständige Ausschaltung des Angreifers.

Gesellschaftliche Mitverantwortung

Radikalisierung und Terror haben fast immer eine Vorgeschichte. Solche Entwicklungen sind daher zumindest teilweise vorhersehbar – und eine Gesellschaft, die die Augen davor verschließt, trägt eine Mitverantwortung. Oft werden absehbare Fehlentwicklungen aus mangelndem Interesse, Bequemlichkeit, kurzfristigem Eigennutz oder ideologischer Verblendung ignoriert. Besonders gefährlich wird diese Blindheit, wenn sich eine Gesellschaft ebenfalls in einem erheblichen mentalen Mangelzustand befindet: Statt entschlossenen Widerstand zu leisten, verfällt sie in Passivität, gibt sich selbst auf und bringt nicht die Energie auf, die Gefahr rechtzeitig zu erkennen – geschweige denn, sie mit voller Entschlossenheit zu bekämpfen.

Versäumnisse in der Prävention

Erfolgversprechende Maßnahmen zur Intervention und Prävention werden aus mentaler Schwäche heraus nicht wahrgenommen. Notwendiges, konsequentes und nachhaltiges Engagement unterbleibt – oft aus der bequemen Fehleinschätzung, dass es angeblich nicht erforderlich sei oder keine Aussicht auf Erfolg habe.

Ausufernde, unkontrollierbare Fehlentwicklungen könnten jedoch in den meisten Fällen durch rechtzeitigen, entschlossenen Widerstand verhindert werden – insbesondere, wenn dieser mit mental stärkenden Zukunftsperspektiven und konkreter Unterstützung für deren Umsetzung kombiniert wird:

Fazit: Gesellschaften, die in ein mentales Defizit geraten, verlieren häufig die Energie und Motivation, sich gegen zerstörerische Einflüsse von innen und außen zur Wehr zu setzen. In der Folge opfern sie ihre eigene Stabilität und Identität, während sie sich fremden, aggressiven Kräften widerstandslos unterwerfen.

Man braucht eben eine klare Vorstellung vom Ziel, einen Plan und die nötige Entschlossenheit zur Umsetzung.

58.   Dr. Jekyll und Mr. Hyde

Die Dualität der menschlichen Natur

Der seltsame Fall des Dr. Jekyll und Mr. Hyde („Strange Case of Dr Jekyll and Mr. Hyde") ist eine Novelle des schottischen Schriftstellers Robert Louis Stevenson. Sie erzählt die Geschichte einer Persönlichkeit, die sich durch die Einnahme einer Droge in zwei gegensätzliche Wesensanteile aufspaltet: einen „guten" und einen „bösen".

Dr. Jekyll verkörpert den gesellschaftlich anerkannten, fähigen und respektierten Teil der Persönlichkeit, während Mr. Hyde für das Böse steht – die rücksichtslos egoistische Seite, die ohne Skrupel über Leib, Leben und Unversehrtheit anderer hinweggeht.

Der innere Konflikt

Die Novelle veranschaulicht diesen fundamentalen Gegensatz – einen inneren Konflikt, der in jedem Menschen in unterschiedlicher Ausprägung existiert. In einer so extremen Form erscheint es kaum vorstellbar, dass solch gegensätzliche Eigenschaften in einer einzigen Persönlichkeit vereint sein können.

Aus der Perspektive des Gedankenmodells stellt dieser Konflikt den oft verzweifelten Kampf des Algorithmus dar, der zwischen den oft gegensätzlichen Interessen der oberen und unteren Persönlichkeitsschichten eine Lösung finden muss. Beide Ebenen streben auf ihre eigene Weise nach Einfluss und Kontrolle über das Verhalten.

Das Böse im Menschen

Es ist schwer zu akzeptieren, dass selbst in den sozialsten und menschenfreundlichsten Individuen ein abgrundtief böser Anteil verborgen liegt – ein Anteil, der nur auf die passenden Umstände wartet, um sich jenseits aller Moral und Menschlichkeit seinen Weg zu bahnen.

Die unteren Persönlichkeitsschichten repräsentieren den ursprünglichsten, egoistischsten Kern des Menschen, dessen vorrangiges Ziel das bloße Überleben ist. Unter günstigen Rahmenbedingungen könnten genau diese tiefen Schichten skrupellose und menschenverachtende Verhaltensweisen aktivieren.

Untere Persönlichkeitsschichten

Ohne die aktive Mitwirkung dieser unteren Schichten wäre es kaum möglich, Gewaltherrschaften zu errichten und aufrechtzuerhalten. Misshandlung, Folter und Mord erfordern die rohe Energie, das Machtstreben und die Durchsetzungsfähigkeit dieser tiefsten Persönlichkeitsebenen.

Jeder Mensch trägt Dr. Jekyll und Mr. Hyde in sich. Jeder trägt den „Teufel" in sich, der in Zeiten mentalen Mangels nur darauf wartet, sich zu manifestieren. Denn grenzenlose Machtausübung und unmenschliches Verhalten haben eine besondere Anziehungskraft – sie ermöglichen es dem Machthaber, in kürzester Zeit enorme Mengen mentaler Energie zu gewinnen.

Der „Teufel" in uns

Für den Einzelnen oder auch ganze Gemeinschaften wäre es eine enorme mentale Erleichterung, den „Teufel" nicht im eigenen Inneren bekämpfen zu müssen, sondern ihn ins „Außen" zu projizieren. Nach dem Prinzip des „Sündenbocks" könnte das Böse einem hässlichen Phantasiegebilde zugeschrieben und die eigene Verantwortung auf dieses abgeschoben werden.

Individuelle oder gesellschaftlich akzeptierte Vorstellungen eines „externen Bösen" sind jedoch tief im menschlichen Algorithmus verankert – ihr Zweck ist es, Schuld von sich zu weisen und damit mentale Defizite zu reduzieren. In diesem Sinne gehören sie in die Kategorie der „hilfreichen Illusionen" oder „fiktiven Schutzmechanismen".

Die Macht der Rahmenbedingungen

Der menschliche Algorithmus ist so konzipiert, dass die jeweiligen Rahmenbedingungen maßgeblich darüber entscheiden, ob die oberen oder unteren Persönlichkeitsschichten die Kontrolle übernehmen. Das Gedankenmodell zeigt, dass die innere Steuerung der Machtverteilung asymmetrisch ist: Die unteren Schichten sind stets beteiligt. Die oberen Schichten, die für Weitblick und langfristiges Denken zuständig sind, werden vom Algorithmus als ein „Komfortbeitrag" betrachtet – ein Luxus, den man sich in Zeiten mentalen Überflusses leisten kann, der aber bei einem sinkenden mentalen Energieniveau rasch an Einfluss verliert.

Die Gefahr des Rückfalls

Die Grenze zwischen einem zivilisierten und einem ungehemmten, instinktgetriebenen Umgang miteinander ist erschreckend leicht zu überschreiten. Sobald diese Schwelle überwunden ist, öffnen sich Tür und Tor für egoistische, elementare Verhaltensweisen. Eine soziale, „menschliche" Gesellschaft, in der alle Mitglieder gleichberechtigt sind, lässt sich nur unter wirtschaftlich günstigen Bedingungen realisieren – und auch dann nur unter der Führung der oberen, sozial fähigen Persönlichkeitsschichten.

Der Einfluss harter Lebensbedingungen

Unter schwierigen oder gar existenzbedrohenden Bedingungen gewinnt zwangsläufig der Einfluss der unteren Schichten die Oberhand. Ihr Überlebensdrang ist so stark ausgeprägt, dass sie auch nicht davor zurückschrecken, Schwächere auszugrenzen oder Feindbilder nach dem „Sündenbock"-Prinzip zu erschaffen. Eine soziale Gesellschaft kann nur durch systematische Verteidigung und Pflege aufrechterhalten werden – an erster Stelle durch materiellen Wohlstand, an zweiter Stelle durch feste Regeln und Gesetze, deren Übertretung unmittelbar und konsequent geahndet wird. Nur so lässt sich der „Mr. Hyde" im Menschen in Schach halten.

Die genetische Verankerung des Überlebensinstinkts

Das Gedankenmodell lässt wenig Zweifel daran, dass die menschliche Existenz auf genetisch tief verankerten überlebenssichernden Persönlichkeitsschichten beruht. Diese können sich unter besonders günstigen – vor allem wirtschaftlichen – Bedingungen zu höheren, sozialeren Wesensanteilen entwickeln, die von Rücksichtnahme und Empathie geprägt sind. Doch bereits die geringste existenzielle Verunsicherung oder ein schwerer mentaler Mangel – etwa durch anhaltende Überforderung oder Sinnverlust – führt dazu, dass der menschliche Algorithmus instinktiv auf die grundlegenden Überlebensstrategien der unteren Schichten zurückfällt und den mühsam aufgebauten sozialen Überbau ablegt.

Die Eskalation von Gewalt durch Rückschläge

Kommt es zu einem solchen Rückschritt, steigt die Gefahr weiterer Rückfälle drastisch an. Neuronale Netze, die *einmal* einen „Dammbruch" erlebt haben und keine festen Orientierungspunkte mehr besitzen, können sich kaum noch selbst Grenzen setzen. Wie Aufstände, kriegerische Auseinandersetzungen, Terrorherrschaften oder selbst kleinlichste Streitigkeiten unter Nachbarn oder im Straßenverkehr zeigen, führt das einmal geduldete Überschreiten sozialer Grenzen ohne äußere Eingriffe häufig zu einer unkontrollierbaren Eskalation – bis hin zu Mord und Totschlag.

Das Potenzial für Rache und seine Gefahren

Eine der größten Gefahren – ebenfalls aus den Eigenschaften neuronaler Netze ableitbar – entsteht, wenn ein normalerweise stabil arbeitendes neuronales System immer wieder mit Frustration und Misserfolgen konfrontiert wird. Der Algorithmus registriert den dauernden Abfluss mentaler Energie und sucht sich einen Sündenbock, der sich zur Rache eignet. Dieses wachsende „Rachepotenzial" wird aber zunächst durch soziale Normen und ideologischen Druck – etwa durch „Political Correctness" – im Zaum gehalten. Es bleibt im Untergrund und zeigt sich nur unter besonderen Bedingungen, beispielsweise in hitzigen Debatten oder enthemmten Stammtischgesprächen.

Die Lawine der aufgestauten Aggressionen

Kommt es jedoch zu einem persönlichen oder gesellschaftlichen mentalen Einbruch, kann die aufgestaute, aber nicht ausgelebte Aggression wie eine Lawine ins Rollen geraten und alles wegfegen, was sich ihr in den Weg stellt. Derartige „Dammbrüche" sind in der Geschichte ebenso dokumentiert wie in familiären oder sozialen Konflikten: Wiederholte Benachteiligung und Demütigung können letztlich in unkontrollierte Gewaltausbrüche münden.

Deeskalation durch Kommunikation

Daher ist es wichtig, bereits im Vorfeld durch beidseitig gewünschte und aktiv herbeigeführte deeskalierende Kontakte sowie den Austausch verlässlicher Informationen potenzielle Aggressionen zu entschärfen. Ziel ist es, die angesammelten und zum Ausbruch bereiten Energien so weit wie möglich in konstruktive und förderliche Bahnen zu lenken.

Umgeleitete Energie

Selbst die tiefsten Persönlichkeitsschichten unterliegen den Regeln des „Investors Natur", der von jeder Handlung einen „Ertrag" verlangt. Um sich Erfolge zu verschaffen, sollten auch untere Schichten dann und wann Auslauf erhalten – allerdings unter der Kontrolle höherer Schichten und innerhalb klar definierter Regeln. Sport beispielsweise bietet hierfür ein bewährtes Ventil: Möglicherweise aggressive Energien können umgesetzt und friedlich abgebaut werden. Durch das gemeinsame Ziel des „Siegen Wollens" entstehen Mechanismen, die gegenseitige Vorbehalte abbauen und das soziale Miteinander stärken.

Genetik und Überlebensprogramme

Letztlich muss man akzeptieren, dass jedes Lebewesen über tief in seinem genetischen Repertoire verankerte Überlebensprogramme verfügt. Diese drängen unter bestimmten Bedingungen unmittelbar und machtvoll nach Umsetzung – notfalls ohne jede soziale Rücksicht und mit bewusster Missachtung moralischer oder gesellschaftlicher Grenzen.

Einmal erfolgreich in Aktion gewesen, neigen auch diese tiefsten Schichten dazu, sich weiter auszubauen. Sie verbessern ihre Durchsetzungsfähigkeit, verfeinern ihre Machtmechanismen und gewinnen an Einfluss – bis zur Katastrophe, wenn ihnen nicht rechtzeitig und entschlossen Einhalt geboten wird.

Mr. Hyde besitzt weit mehr Macht, als man ihm gemeinhin zutraut.

Fazit: Die Kontrolle „niederer" Antriebe durch höhere Schichten hängt unmittelbar vom mentalen Energiepegel ab. Sinkt dieser Pegel zu stark ab, genügt bereits ein kleiner Auslöser, um die mühsam unterdrückten Macht- und Rachegelüste freizusetzen – mit der Wucht einer unaufhaltsamen Lawine, die das gesamte bisherige System mit sich reißt.

59. Mentale Energie und Ernährung

Der andauernde Kampf zwischen Kopf und Bauch

Zum Trost: Wohl die wenigsten von uns bleiben von selbst schlank. Wenn ich so meinen eigenen Essensverlauf über den Tag hinweg betrachte, beginnt alles ganz moderat – mit einem Müsli aus Obstsalat, Cornflakes und Milch. Doch dann die tägliche Debatte: Muss da wirklich noch Honig drauf? Der Bauch lechzt danach, der Kopf mahnt, das sei zu viel Zucker. Wer gewinnt? Das hängt von der Tagesform ab, sprich: vom mentalen Pegel. Meistens siegt der Bauch…

Viel zu tun inzwischen. Gegen zehn meldet er sich schon wieder. „Vesperzeit!" Auf seinem Wunschzettel steht Schokolade. Der Kopf hält ein Brot mit Käse für die bessere Wahl – aber dafür extra in die Küche gehen, wo doch die Schokolade gleich griffbereit in der Schublade liegt? Na gut, nicht direkt am Computer, aber nur ein paar Meter weiter im Schränkchen. Vorsorglich etwas versteckt – eine kluge Strategie. Doch der Bauch ist hartnäckig.

Noch aufgewühlt von meinen E-Mails, bietet er mir einen faulen Kompromiss an: „Nur ein einziges Stückchen…" Von wegen! Kaum das erste Rippchen genossen, folgt gleich der ganze Riegel. Der Bauch wusste es von Anfang an. Keine Chance – wenn der Damm erst einmal gebrochen ist… Verdammt, wer hat hier eigentlich das Sagen? Der Bauch natürlich.

Ganz aufs Vesper verzichten? Keine gute Idee. Dann ist der Hunger zu Mittag so groß, dass ich mir den Teller voller lade als sonst – zusätzliche Kalorien. Heute also mal weniger essen? Der Kopf triumphiert. Doch kaum ist das Mittagessen verdaut, meldet sich der Bauch um vier. Oder, an stressigen Tagen, schon um kurz nach drei. Dann beginnt das übliche Dilemma: Schokolade oder Tee? Gesüßt oder ungesüßt? Ein einziger Keks als Kompromiss? An schlechten

Tagen endet es mit Schokolade, gesüßtem Tee – und mehreren Keksen obendrauf.

Und so geht es weiter. Ein gesundes Gewicht zu halten oder gar abzunehmen, ist ein unablässiger Kampf zwischen Kopf und Bauch – zwischen Vernunft und Verlangen. Je nach mentaler Verfassung gewinnt mal der eine, mal der andere.

Selbstüberlistung – ein schwieriges Unterfangen

Lösungen müssen her! Keine Süßigkeiten im Haus? Klingt gut – bis zum ersten richtigen „Süß-Anfall". Dann werden garantiert neue Vorräte angelegt. Süßes im Keller lagern? Ein cleverer Plan – schließlich müsste ich erst Treppen steigen. Doch selbst hier schlägt der Bauch zurück: „Wenn ich mich schon für Süßes entschieden habe, warum dann noch die extra Mühe?"

Regelmäßiges Wiegen soll helfen. Aber wenn der Blick auf die Waage mir den ganzen Tag verdirbt – warum sollte ich mir das antun?

Beim Fernsehen keine Chips und Nüsse? Klingt vernünftig. Doch das passive Erleben aus zweiter Hand steigert den Stresspegel – und der Bauch ruft nach Beruhigung. Chips, Nüsschen, vielleicht sogar ein Glas Rotwein. Natürlich nur eines. Oder?

Leider kann ich nicht stricken. Sonst würde ich wenigstens das einmal versuchen…

Die Suche nach Lösungen – ein endloses Experiment

Was machen die anderen? Diäten sollen helfen. Keine Kohlenhydrate am Abend, kein Zucker am Morgen, Intervallfasten, Detox – ich verliere den Überblick. Alles ausprobiert. Anfangs klappt es, aber auf Dauer? Fehlanzeige.

Motivation stärken! Eine Gruppe Gleichgesinnter hat mir tatsächlich geholfen – wer will schon als Disziplinloser auffallen? Eine Zeitlang war ich voller Hoffnung. Doch nach der Gruppentherapie? Schnell wieder zurück auf (Über-)Gewicht.

Sport als Lösung? Joggen oder sich im Fitnessstudio an diesen schrecklichen Maschinen quälen? Wie weit müsste ich übrigens laufen, um einen einzigen 20-Gramm-Keks zu verbrennen? Was, anderthalb Kilometer? Drei Kilometer spazieren gehen – nur für *einen* einzigen Keks? Und um die drei Kekse beim Nachmittagskaffee auszugleichen, gleich neun Kilometer am Tag? Jeden Tag? Aussichtslos!

Jetzt verstehe ich, warum es „Fitnessstudio" heißt und nicht „Abnehmstudio". Bewegung ist gut für die Gesundheit, aber als Hauptstrategie gegen den Bauch? Eher ein nettes Beiwerk.

Die Industrie als Schuldige?

Natürlich, die Lebensmittelindustrie ist schuld! Zu viel Zucker, zu viel Fett! Aber das muss ja auf den Verpackungen stehen. Also lieber Joghurt „light"? Der Bauch ist schlauer. Ehe ich mich's versehe, esse ich doppelt so viel davon. Effekt verpufft...

Bleibt also nur radikales Fasten! Kein Frühstück heute, basta! Doch dann muss ich einen anspruchsvollen Bericht schreiben, und nach anderthalb Stunden wird mir schwindlig. Zum Chillen reichen meine Reserven – aber nicht für volle Leistung.

Die Hoffnung bleibt. Irgendwie. Vielleicht gelingt es mir doch noch, mich selbst zu überlisten...

Der Einfluss des Energiepegels auf die Essgewohnheiten

Sinkt der mentale Energiepegel und steigt gleichzeitig die Stressbelastung, gerät die bewusste Steuerung der Essgewohnheiten zunehmend außer Kontrolle. Neben dem „körperlichen Hunger" entsteht ein „mentaler Hunger", der als Kompensation innerer Spannungen den Drang nach zusätzlichen Kalorien verstärkt – unabhängig vom tatsächlichen Bedarf. Dies führt zu ungesundem Naschen und langfristig zu einer unkontrollierten Gewichtszunahme.

Der menschliche Stoffwechsel und die Bedeutung von Fettreserven

Männer verbrauchen durchschnittlich 2.400 kcal pro Tag, Frauen etwa 1.900 kcal. Der menschliche Stoffwechsel ist um 15 bis 20 % leistungsfähiger als der von Menschenaffen, die zudem keine Fettreserven anlegen. Diese Fähigkeit zur Energieproduktion und -speicherung war ein evolutionärer Vorteil: Nur durch die zusätzliche Energie und die Möglichkeit, Reserven anzulegen, konnte sich das energieintensive menschliche Gehirn kontinuierlich entwickeln.

Verteilung der Energie im Körper

Rund zwei Drittel der täglich produzierten chemischen Energie werden für die grundlegenden Körperfunktionen benötigt, das verbleibende Drittel steht z.B. für Bewegung, kognitive Prozesse oder die Immunabwehr zur Verfügung. Körperlich wenig aktive Menschen verbrauchen täglich etwa 200 kcal weniger als ihre aktiveren Mitmenschen. Allerdings gibt es Hinweise darauf, dass übermäßige Bewegung wiederum andere Prozesse beeinträchtigen kann, beispielsweise die Wundheilung oder die Ausschüttung von Geschlechtshormonen wie Östrogen. Die vom Körper bereitgestellte Energie kann eben nur einmal genutzt werden.

Bewegung und Gewichtskontrolle

Sport fördert Fitness und Gesundheit, ist aber nur begrenzt wirksam zur Gewichtskontrolle. Studien zeigen, dass eine erfolgreiche Regulierung des Körpergewichts in erster Linie durch eine Anpassung der Energieaufnahme an den tatsächlichen Verbrauch erreicht wird. Übergewicht entsteht häufiger durch übermäßiges Essen als durch mangelnde Bewegung.

Die Herausforderung der Nahrungsreduktion

Seine Nahrungsaufnahme zu reduzieren, ist eine Herausforderung, besonders wenn ein niedriger mentaler Energiepegel die Fähigkeit zur Selbstkontrolle schwächt. Der Körper verlangt nach schnell verfügbaren Kalorien zur Spannungsregulation, was den Griff zu hochkalorischer, leicht verdaulicher Nahrung begünstigt. Diäten, die auf Verzicht oder einseitige Ernährung setzen, erweisen sich langfristig als ineffektiv und können durch Nährstoffmangel sogar die Gesundheit gefährden.

Der Mythos exotischer Lebensmittel

Exotische Lebensmittel werden oft als besonders gesund beworben, doch das ist meist eine Illusion. Ob die Stärke aus Kartoffeln oder einem anderen Nahrungsmittel stammt – Kalorien bleiben Kalorien. Eine ausgeglichene Ernährung ist wichtiger als der Fokus auf einzelne „Superfoods".

Diäten und Gruppenmotivation

Diätgruppen können helfen, sich vorübergehend zu disziplinieren, da der soziale Druck motivierend wirkt. Doch ohne eine grundlegende Veränderung der Lebensgewohnheiten besteht die Gefahr, nach Ende der Diät in alte Muster zurückzufallen. Langfristig hängt die Fähigkeit zur Gewichtskontrolle stark vom mentalen Energiepegel und der generellen Lebensführung ab.

Bedeutung einer ausgewogenen Ernährung

Ernährung bildet die Grundlage für Gesundheit und Wohlbefinden. Der Körper benötigt eine Vielzahl an Nährstoffen, um optimal zu funktionieren. Dies lässt sich am besten durch eine abwechslungsreiche Kost erreichen, die weder einseitig noch übermäßig ist.

Der richtige Umgang mit Ernährung

Wie in vielen Bereichen gilt auch hier: Ein Zuviel ist mindestens genauso schädlich wie ein Zuwenig. Mangelernährung und Überdosierung können gleichermaßen Schäden verursachen.

Individualität im Stoffwechsel

Jeder Mensch ist einzigartig – das gilt auch für den Stoffwechsel. Was dem einen nützt, kann für den anderen ungeeignet sein. Deshalb sollte jeder individuell herausfinden, welche Ernährungsweise ihm guttut.

Unterschiede im Hormonhaushalt und Stoffwechsel

Hormonelle und enzymatische Prozesse variieren von Mensch zu Mensch. Auch zwischen Männern und Frauen gibt es stoffwechselbedingte Unterschiede, die zunehmend in der medizinischen Forschung berücksichtigt werden – insbesondere in der Behandlung ernährungsbedingter Erkrankungen.

Gewichtskontrolle als Teil des Gesundheitsmanagements

Gewichtskontrolle ist ein wesentlicher Bestandteil eines gesunden Lebensstils. Eine ärztliche Untersuchung kann zunächst mögliche Erkrankungen ausschließen. Danach folgt die eigentliche Herausforderung: weniger zu essen, als der Bauch es verlangt. Doch wie gelingt das?

Eine gesunde und genussvolle Ernährung

Das beste Konzept ist eine Ernährung, die sowohl gesund als auch genussvoll ist. Sie sollte abwechslungsreich sein und so dosiert, dass das Körpergewicht in einem Bereich bleibt, mit dem man sich wohlfühlt.

Die Rolle des mentalen Pegels beim Essverhalten

Ein ausgeglichener mentaler Pegel erleichtert die bewusste Steuerung der Essgewohnheiten erheblich. Ist er jedoch dauerhaft niedrig, entsteht ein kompensatorisches Essverhalten, das mehr Kalorien zuführt, als der Körper benötigt. Dies führt zu Frustessen – und letztlich zu „Kummerspeck".

Tierische und pflanzliche Proteine in der Ernährung

Eine ausgewogene, vielfältige und regelmäßige Ernährung mit tierischen und pflanzlichen Proteinen versorgt ein hoch aktives oder sich entwickelndes Gehirn effektiv. Eine Kombination beider Proteinquellen stellt sicher, dass Körper und Gehirn alle essenziellen Nährstoffe erhalten. Bei einer rein pflanzlichen Ernährung ist eine sorgfältige Planung erforderlich, um potenzielle Nährstoffmängel zu vermeiden. Das Risiko einer Fehlernährung ist in diesem Fall höher.

Unterschiede im Proteinstoffwechsel

Ob tierische oder pflanzliche Proteine – beide werden im Körper in ihre Bausteine, die Aminosäuren, zerlegt und weiterverwendet. Dennoch bestehen wesentliche Unterschiede hinsichtlich des Aminosäureprofils, der Bioverfügbarkeit und der enthaltenen Begleitstoffe. Tierische Proteine bieten meist ein für den Menschen optimales Aminosäureverhältnis und sind daher vergleichbar mit Fertigbauteilen, die direkt genutzt werden können. Pflanzliche Proteine hingegen erfordern eine gezielte Kombination verschiedener Quellen, um eine vollständige Versorgung zu gewährleisten. Sie gleichen eher Rohstoffen wie Kies und Zement, die erst im richtigen Verhältnis gemischt und verarbeitet werden müssen – ein Prozess, der zusätzlichen Energieaufwand erfordert.

Ernährungsbedürfnisse in Entwicklungsphasen

In intensiven Entwicklungsphasen wie Kindheit, Pubertät oder Schwangerschaft benötigt der Organismus besonders viele hochwertige Nährstoffe, insbesondere zur Versorgung des sich schnell entwickelnden Gehirns eines Embryos. Eine rein pflanzliche Ernährung kann hier – selbst bei sorgfältiger Planung – ein Risiko darstellen, das gegen persönliche Überzeugungen oder Ideologien abgewogen werden sollte.

Ein Embryo fordert von der Mutter alle notwendigen Bausteine für seine Entwicklung direkt und kompromisslos ein. Die Verantwortung liegt daher bei der Mutter, durch eine angepasste Ernährung sowohl ihren eigenen Bedarf als auch den ihres Kindes zu decken. Tierische Proteine sind in ihrer Zusammensetzung bereits optimal für den menschlichen Organismus verwertbar und erleichtern somit die Versorgung eines sich entwickelnden Kindes. Eine unzureichende oder fehlerhafte Nährstoffzufuhr kann trotz bester Absicht gesundheitliche Folgen haben.

Nur ein Strohhalm?

Pascal starrte auf die leere Zigarettenschachtel in seiner Hand. Seit fünf Jahren hatte er nicht mehr geraucht, doch heute, nach einem aufreibenden Tag, hatte ihn das Verlangen mit voller Wucht erwischt. Nur eine, flüsterte eine Stimme in seinem Kopf. Doch er wusste es besser. Es gab keine „eine Zigarette". Es gab nur alles oder nichts. Schwarz oder weiß. Ein Zug, und die Sucht hätte ihn wieder fest im Griff.

Er dachte an seinen Freund Thomas, der vor einem Jahr das Trinken aufgegeben hatte. „Keine halben Sachen", hatte er immer gesagt. Nur konsequente Abstinenz hält mich auf Kurs.

Doch Essen? Essen war doch keine Sucht...

Trotzdem beobachtete Jens seine Kollegin Anna. Sie aß nie Fleisch.

Kein Ei, überhaupt nichts Tierisches. Nie Zucker. Nie irgendetwas, das sie nicht als „rein" empfand. Selbst auf Geburtstagsfeiern blieb sie eisern. „Ich entscheide mich einfach bewusst", sagte sie dann. Jens fragte sich, ob das wirklich eine bewusste Entscheidung war oder ob hinter ihrer Strenge etwas anderes steckte. Angst? Kontrolle? Denn wirkliche Bewusstheit gewährt auch Freiräume...

Er nahm sich vor, sie zu tolerieren. Vielleicht war ihre eiserne Haltung nur eine andere Art, mit Unsicherheit umzugehen – genau wie sein eigenes Schwarz-Weiß-Denken beim Rauchen. Manchmal war ein unerschütterliches Prinzip eben das Einzige, woran man sich noch festhalten konnte.

Ethik und Ernährung – eine Abwägung

Viele Menschen verzichten aus ethischen Gründen auf tierische Proteine und nehmen dabei bewusst mögliche Risiken in der Nährstoffversorgung in Kauf. Auch hier gilt es, eine ausgewogene Entscheidung zu treffen – zwischen persönlichen Überzeugungen, Ideologien und der optimalen gesundheitlichen Versorgung, insbesondere in sensiblen Lebensphasen.

Tiere in freier Wildbahn und in geschützter Haltung

Wild lebende Tiere sind täglich einem hohen Maß an Stress ausgesetzt: Sie müssen sich vor Raubtieren in Acht nehmen, mit Parasiten und Krankheiten kämpfen und ein ständiges Gleichgewicht zwischen erfolgreicher Nahrungssuche und der Gefahr, selbst zur Beute zu werden, wahren. Verletzungen und Erkrankungen führen oft zu einem langsamen, schmerzhaften Verfall, und der kleinste Fehler kann das Leben kosten. Am Ende ihrer Kräfte fallen viele Raubtieren zum Opfer – oft unter grausamen Umständen, während sie noch am Leben sind.

Im Gegensatz dazu leben Nutztiere wie Rinder, Schweine oder

Hühner in geschützter Haltung unter vergleichsweise sicheren Bedingungen. Sie sind keiner ständigen Bedrohung durch Raubtiere ausgesetzt, haben regelmäßigen Zugang zu Nahrung und erhalten bei Verletzungen, Krankheiten oder Geburten tierärztliche Versorgung. Ihr Leben endet meist durch einen schnellen Tod – nach einer Existenz, die weitgehend von den Härten und dem Stress der Wildnis verschont geblieben ist.

Hier zeigt sich ein grundlegender „Tauschhandel": Ein Leben in der rauen, oft brutalen Natur gegen ein sicheres, wenn auch eingeschränktes Dasein in menschlicher Obhut. Allerdings kann auch in der geschützten Haltung massiver Stress entstehen – insbesondere in der Massentierhaltung, wo hohe Besatzdichten und begrenzte Bewegungsfreiheit das Tierwohl erheblich beeinträchtigen.

Die wachsende menschliche Bevölkerung und ihre Nachfrage nach kostengünstigen tierischen Produkten machen eine intensive Landwirtschaft nahezu unausweichlich. Dennoch bleibt es eine gesellschaftliche Verantwortung, den Konsum tierischer Erzeugnisse kritisch zu hinterfragen und Rahmenbedingungen zu schaffen, die eine artgerechte Haltung ermöglichen.

Warum sollte man das Risiko einer Fehlernährung überhaupt in Kauf nehmen? Eine starre, kompromisslose Ideologie kann als psychologische Bewältigungsstrategie dienen – ein Mechanismus, den der mentale „Algorithmus" entwickelt, um unbewusste Existenzängste zu regulieren. Das zugrunde liegende Prinzip: *„Indem ich mich einschränke und Opfer bringe, tue ich etwas Gutes – und verbessere dadurch mein eigenes Wohlbefinden."*

Diese Denkweise lässt sich auf viele Bereiche übertragen, etwa auf den Menschen-, Tier- oder Naturschutz. Sie vermittelt eine vermeintliche Kontrolle über die eigenen Ängste, selbst wenn sie auf irrationalen Überzeugungen beruht. Da die zugrundeliegenden Urängste oft unbewusst bleiben, ist es nahezu unmöglich, eine solche Ideologie allein mit logischen oder wissenschaftlichen Argumenten zu durchbrechen.

Ein weiterer Faktor könnte darin bestehen, dass Menschen ihre Ideologie als persönliche „Marke" nutzen – als Mittel zur Selbstprofilierung. Indem sie sich stark mit bestimmten Überzeugungen identifizieren, schaffen sie eine besondere Identität, die ihr Selbstwertgefühl steigert – unabhängig davon, ob ihre Überzeugungen auf rationalen Grundlagen beruhen oder nicht.

Ausgewogenen Proteinzufuhr

Eine ausgewogene Ernährung ist essenziell für die optimale Versorgung von Gehirn und Körper. Sie sollte alle nötigen Nährstoffe enthalten und sowohl hochwertige tierische als auch pflanzliche Proteine einbeziehen. Eine sorgfältig geplante Ernährung unterstützt die kognitive Leistungsfähigkeit und trägt wesentlich zur allgemeinen Gesundheit bei.

Die Auswirkungen eines sinkenden Energiepegels

Sinkt der Energiepegel, verschlechtern sich alle körperlichen und geistigen Funktionen zunehmend. Besonders das Gehirn als energieintensivstes Organ reagiert empfindlich: Die oberen, strategischen Denkebenen – Verstand, Bewusstheit und soziale Kompetenzen – werden zuerst heruntergefahren. Die Folgen sind bekannt: Fehlende Planung, inkonsequentes Handeln und ein Verlust bewusster Lebensführung.

Der Griff zur Chipstüte oder Schokolade erfolgt dann oft reflexartig, um mentale Defizite zu kompensieren – ein Automatismus, der auf „Autopilot" läuft. Doch nach dem kurzen Belohnungsmoment folgt der Frust, erneut „schwach" geworden zu sein.

Schon das gelegentliche „Zwischendurch-Futtern" kann in Summe die Kalorienzahl einer vollständigen Mahlzeit erreichen. Bereits

Kleinkinder gewöhnen sich daran, bei Frust oder Langeweile mit Snacks beruhigt zu werden.

Der hohe Kaloriengehalt von Snacks

Der menschliche Organismus verwertet Nahrung äußerst effizient – viel Bewegung ist nötig, um aufgenommene Kalorien wieder abzubauen. Beispielsweise erfordert ein einzelner 20-Gramm-Keks rund 1,5 Kilometer Joggen oder etwa 3 Kilometer Spazierengehen, um ihn energetisch auszugleichen. Wer fünf Kekse isst, müsste demnach eine erhebliche Strecke zurücklegen – für die meisten kaum realistisch.

Die Bedeutung einer klaren täglichen Struktur

Eine feste tägliche Struktur mit einem bedarfsgerechten Frühstück, Mittag- und Abendessen könnte eine kontinuierliche und ausgewogene Energieversorgung sicherstellen – besonders für das Gehirn. Doch die Herausforderung bleibt: Wie kann man auf „überflüssige", aber verführerische Kalorien verzichten?

Die Sucht nach Zucker

Zucker gilt als attraktive „Gehirnnahrung" und kann regelrecht süchtig machen. Die hohe Belohnungserwartung und die leichte Verfügbarkeit steigern die Motivation zum Konsum so stark, dass es schwerfällt, der Versuchung zu widerstehen.
Daher sollten potenzielle „Objekte der Begierde" idealerweise nicht in unmittelbarer Reichweite aufbewahrt werden – oder am besten gar nicht erst im Haushalt vorhanden sein.

Die Rolle der Nahrungsmittelindustrie

Man könnte die Nahrungsmittelindustrie als „Sündenbock" verantwortlich machen: Fett und Zucker sind in vielen Produkten in großen Mengen enthalten – selbst in scheinbar harmlosen Lebensmitteln wie sauren Gurken. Doch Verbraucher haben heute die Möglichkeit, sich über Inhaltsstoffe zu informieren und ihr Einkaufsverhalten bewusst anzupassen.

Allerdings verleiten fettarme Produkte oft dazu, größere Mengen zu konsumieren. Der innere „Algorithmus" ist hinterlistig: Das Gehirn registriert die reduzierte Kalorienzufuhr und fordert unbewusst Nachschub. Auch der Versuch, Zucker durch künstliche Süßstoffe zu ersetzen, kann langfristig problematisch oder sogar gesundheitsschädlich sein.

Der unterschätzte Einfluss des „mentalen Hungers"

Der Einfluss des mentalen Hungers auf das Essverhalten wird oft unterschätzt – ebenso wie die Disziplin, die notwendig ist, um in einer Welt des Überflusses das eigene Körpergewicht zu regulieren. Die Fähigkeit zur Selbstkontrolle ist eng mit dem mentalen Energiepegel verknüpft. Wer seine mentale Balance hält, kann auch sein Essverhalten bewusster steuern.

Grundsätze einer gesunden Lebensführung

Eine gesunde Lebensführung bedeutet:

- Ein mentaler Energiepegel nahe der Ausgeglichenheit
- keine Gifte wie Nikotin oder Alkohol
- Koffein nur in Maßen
- alle nötigen Bausteine aufnehmen, nicht zu viel oder zu wenig, ohne schädliche Substanzen wie Giftstoffe oder Hormone
- ein gesundes Körpergewicht durch bewusste Steuerung der Ernährung: nur die Kalorien zuführen, die auch verbraucht werden
- Auf „süße Sächelchen" nicht grundsätzlich verzichten, aber deren Kalorien bei den Hauptmahlzeiten wieder einsparen

- Regelmäßige Mahlzeiten, um Versorgungsengpässe des Gehirns zu vermeiden
- Sport ist nötig und gut, um fit zu bleiben, aber weniger geeignet, das Körpergewicht zu reduzieren.
- Süßes wie Salziges möglichst schwer zugänglich halten
- genügend trinken

Angemessene Wasseraufnahme

Es ist wichtig, auf die Signale des eigenen Körpers zu achten und nur so viel Wasser zu trinken, wie tatsächlich benötigt wird. Die allgemeine Empfehlung zur täglichen Flüssigkeitsaufnahme variiert, doch für die meisten Erwachsenen liegt sie bei etwa 2 bis 3 Litern pro Tag – einschließlich der Flüssigkeit, die über Lebensmittel aufgenommen wird. Bei intensiver körperlicher Aktivität oder hohen Temperaturen kann der Bedarf entsprechend höher ausfallen.

Nuckeln

Es empfiehlt sich, regelmäßig Wasser in moderaten Mengen zu trinken. Ein ständiger Drang, an der Wasserflasche zu „nuckeln", kann auf Stress oder eine zugrunde liegende körperliche Ursache hinweisen, die ärztlich abgeklärt werden sollte.

Mentale Ausgeglichenheit als Schlüssel zur bewussten Ernährung

Ein ausgeglichener mentaler Zustand ermöglicht eine bewusste und genussvolle Ernährung. Erst dann lässt sich das Essen nach individuellen Vorlieben gestalten – mit oder ohne Fleisch, mit mehr oder weniger Zucker – und eine abwechslungsreiche, aber maßvolle Ernährung pflegen. In diesem Zustand ist es auch möglich, gelegentliche Ausnahmen bewusst zu genießen, ohne das Gefühl der Maßlosigkeit oder des Kontrollverlusts.

Die Gefahr unbewusster Essgewohnheiten

Ein niedriger mentaler Energiepegel erhöht die Anfälligkeit für unbewusstes „Frustessen", fragwürdige Diäten oder radikale Ernährungsideologien. Keine Diät und keine Ideologie kann die bewusste Selbststeuerung ersetzen – und diese ist nur mit einem stabilen mentalen Energiepegel aufrechtzuerhalten.

Dann wiegt die Freude darüber, sein Wunschgewicht erreichen und halten zu können, mehr als das Naschen selbst.

60. Schlussbetrachtung und Ausblick

Die Jagd nach Balance – Mensch und Natur

Manuel saß auf einem abgelegenen Hügel und blickte über die Stadt, die sich in der Abenddämmerung unter ihm ausbreitete.

„Der Mensch hat sich von der Natur gelöst", murmelte er leise zu sich selbst. Keine Raubtiere hielten die Population in Schach, keine natürlichen Feinde setzten ihm Grenzen. Krankheiten, die einst als Selektionsmechanismus dienten, wurden durch medizinischen Fortschritt zurückgedrängt. Die alte Regel der Natur, dass nur die Stärksten überleben, galt nicht mehr. Und doch hatte der Mensch es nicht geschafft, ein echtes Gleichgewicht mit seiner Umwelt herzustellen.

Stattdessen führten Überbevölkerung und Machthunger zu Kriegen, Ressourcenknappheit und massiven Wanderbewegungen, die nicht nur soziale Strukturen, sondern auch die Natur selbst ins Wanken brachten. Lukas wusste, dass all dies aus einer tief verwurzelten Kurzsichtigkeit heraus geschah. Unter Druck fiel der Mensch immer wieder in primitive Muster zurück: Vereinfachung, Scheuklappendenken, das Suchen nach Sündenböcken, der Glaube an höhere Mächte oder die Flucht in Gewalt und Rauschmittel.

Er seufzte und ließ sich ins Gras sinken.

War es nicht ironisch? Der Mensch hielt sich für die Krone der Schöpfung, für die Krönung der Evolution – und doch war sein Verhalten oft nicht viel weiterentwickelt als das der Tiere, von denen er sich so gerne distanzierte. Nur wenn sein mentaler Energiepegel hoch war, wenn er in sich selbst ruhte, konnte er seine besten Fähigkeiten nutzen: rational denken, vorausschauend handeln und das Gleichgewicht zwischen sich und seiner Umwelt bewusst gestalten.

Manuel hatte es selbst erlebt. Wenn er ausgeglichen war, konnte er seine Kräfte effizient nutzen, Großes leisten, Stress minimieren und sich dabei gut fühlen. In solchen Momenten verstand er die Zusammenhänge der Welt klarer. Er erkannte, dass das Leben im Kern eine Jagd nach mentaler Energie war – eine Suche nach Balance zwischen den eigenen Bedürfnissen, den persönlichen Fähigkeiten und den Gegebenheiten der Umwelt.

Es gab zwei Wege, diesen stabilen Zustand zu erreichen: Entweder, indem man sein Umfeld so nutzte, wie es war, und sich anpasste, oder indem man es veränderte, um es den eigenen Wünschen anzupassen. Aber Manuel wusste auch, dass Letzteres gefährlich werden konnte. Wer seine Umwelt zu stark nach seinen eigenen Vorstellungen formte, lief Gefahr, unsozial zu handeln, die Natur auszubeuten oder die Bedürfnisse anderer zu missachten.

Er richtete sich auf, sein Blick glitt über die Lichter der Stadt. Er wusste, dass die meisten Menschen diesen Kampf unbewusst führten, dass sie selten erkannten, dass ihre Jagd nach Geld, Macht oder Anerkennung letztlich nur eine Suche nach innerer Balance war.

„Vielleicht", dachte er, „liegt die Lösung nicht in der Flucht vor der Natur oder in ihrer Beherrschung, sondern in der Kunst, mit ihr in Harmonie zu leben."

Mit diesem Gedanken stand er auf und machte sich auf den Weg zurück in die Stadt – bereit, seine eigene Balance zu finden, ohne dabei das große Ganze aus den Augen zu verlieren.

Natürliche Regelmechanismen gelten nicht mehr

Der Mensch hat sich über die natürlichen Regelmechanismen der Natur hinweggesetzt. Seine Population wird nicht mehr durch Raubtiere, Parasiten oder Krankheiten in Grenzen gehalten und auch die originär in der freien Natur erzwungene Auslese der Nachkommen greift nicht mehr. Der Mensch ist mental (noch) nicht in der Lage, aus Vernunftgründen und konsequent den natür-

lichen Regeln zu folgen und ein Gleichgewicht mit der Natur anzustreben. Überbevölkerung und das Machtstreben von Gewaltherr-
schern führen zu Kriegen und Wanderungsbewegungen, die bestehende Systeme, auch die der globalen Natur, durch Raubbau
schädigen und destabilisieren.

Kurzsichtigkeit und Rückgriff auf primitive Verhaltensmuster

Begünstigt wird diese kurzsichtige Denkweise durch die evolutionäre Auslegung des Menschen, dessen das Verhalten berechnender
Algorithmus unter Belastung und Stress vernünftige Pfade verlässt
und auf primitive Urprogramme wie „Vereinfachen", „Scheuklappendenken", „Sündenbockprinzip", „Glaube an höhere Mächte"
oder „Macht und Gewalt" und „Drogen" zurückgreift. Sozial zeigt
sich der Mensch vor allem bei einem hohen mentalen Energiepegel
im Zustand mentaler Ausgeglichenheit. Dann kann er über alle seine
Fähigkeiten und einen bewussten „freien Willen" verfügen.

Das Leben: Eine Jagd nach mentaler Energie

Das Lebensziel eines Menschen könnte darin bestehen, durch die
Balance zwischen seinen individuellen Wünschen, Fähigkeiten und
den Gegebenheiten seines Umfelds genügend mentale Energie zu
erwirtschaften, um zumindest zeitweise einen ausgeglichenen
mentalen Energiepegel zu erreichen.
Im ausgeglichenen Zustand ist er in der Lage, sich selbst zu reflektieren, seine Fähigkeiten effizient einzusetzen, hohe Leistung zu
erbringen und mit minimalem Stress sowohl sein Selbstwertgefühl
als auch seine Lebensfreude zu steigern. Ein stabiler mentaler
Energiepegel ist unerlässlich, um langfristige Ziele zu verfolgen und
Aspekte wie Nachhaltigkeit und Naturverbundenheit in das eigene
Verhalten zu integrieren.
Es gibt zwei Hauptwege, diesen Energiezustand zu erreichen: Ent-

weder durch eine effektive Nutzung seines Umfelds zur Befriedigung persönlicher und gemeinschaftlicher Bedürfnisse oder durch die Umformung eines weniger geeigneten Umfelds an die eigenen Interessen und Vorstellungen. Letzteres kann jedoch im Extremfall zu unsozialem oder naturzerstörerischem Verhalten führen.

Entscheidend ist das Bewusstsein, dass die Jagd nach mentaler Energie nicht nur ein individueller, sondern auch ein sozialer und ökologischer Prozess ist. Die Balance zwischen persönlichem Wachstum und dem Wohlergehen der Gemeinschaft und der Natur spielt dabei eine zentrale Rolle.

Voraussetzungen für die Erwirtschaftung mentaler Energie

Um ausreichend mentale Energie zu generieren, müssen sowohl individuelle als auch gesellschaftliche Voraussetzungen geschaffen werden. Für den Einzelnen bedeutet dies, durch Bildung tiefere Einsichten zu gewinnen und seine persönlichen Fähigkeiten optimal zu nutzen. Auf gesellschaftlicher Ebene erfordert es die Entwicklung und Durchsetzung förderlicher, verbindlicher Regeln, die zugleich den globalen Aspekt der Nachhaltigkeit berücksichtigen.

Die Bedeutung von Bildung und Aufklärung

Langfristig kann dieses Ziel vor allem durch Bildung und Aufklärung erreicht werden. Dabei sollte naturwissenschaftlicher und praxisnaher Ausbildung sowie dem Leistungsgedanken ein höherer Stellenwert eingeräumt werden. Nur eine umfassende, faktenbasierte Bildung ermöglicht es den Menschen, ihre mentalen Kapazitäten voll auszuschöpfen und so aktiv zu einer stabileren und gerechteren Gesellschaft beizutragen. Damit dies gelingt, muss Bildung in der Gesellschaft einen hohen Stellenwert haben und gezielt gefördert werden – denn sie bildet die Grundlage für ein harmonisches Zusammenleben mit der Natur.

Langfristige Ziele und Herausforderungen

Eine nachhaltige Entwicklung erfordert den Fokus auf langfristige Ziele sowie eine kontinuierliche, bewusste Arbeit an individuellen und kollektiven Fortschritten. Nur so lassen sich Herausforderungen wie Überbevölkerung und die daraus resultierenden globalen Probleme bewältigen. Eine Zukunft im Einklang mit der Natur und den Bedürfnissen aller Menschen kann nur durch vorausschauendes Handeln und verantwortungsbewusste Entscheidungen gestaltet werden.

Die Qualität der Führungskräfte

Die fachliche und soziale Kompetenz von Führungspersonen hat maßgeblichen Einfluss auf das mentale Wohlbefinden des Einzelnen sowie auf das kollektive Wohlergehen der Gesellschaft. Angesichts dieser weitreichenden Verantwortung sollten hohe Anforderungen sowohl an die Ausbildung als auch an die praktische Arbeit von Führungskräften gestellt werden. Um negative Auswirkungen durch ungeeignete Führungspersonen zu vermeiden, sind regelmäßige Rückmeldungen und effektive Kontrollmechanismen essenziell.

Chancen und Verpflichtungen durch Künstliche Intelligenz

Künstliche Intelligenz (KI) eröffnet enorme Möglichkeiten: Sie kann uns von Routineaufgaben entlasten, Inhalte effizienter und ansprechender vermitteln und völlig neue Tätigkeitsfelder erschließen. Doch diese Entwicklung bringt auch eine Verantwortung mit sich: Die frei gewordenen Ressourcen sollten sinnvoll genutzt werden – sei es für strategische Planung oder die Vertiefung wesentlicher Inhalte.

Die zentrale Frage bleibt jedoch: Ist der Mensch überhaupt in der Lage, diese Chance zu nutzen? Oder führt die zunehmende Delegation von Aufgaben an eine intelligente KI langfristig zu einer kognitiven Verarmung?

Die Entwicklung der KI und ihre Auswirkungen

KI wird sich rasant weiterentwickeln – und dabei menschliche Unzulänglichkeiten immer deutlicher offenlegen. Sie ist nicht nur ein weiteres Werkzeug der Digitalisierung, sondern auch ein Spiegel für die Schwächen des menschlichen Denkens. Eine der größten Herausforderungen wird sein, den Umgang mit den eigenen kognitiven „Fehlfunktionen" weiterzuentwickeln, denn es liegt nahe, dass ein erheblicher Teil der menschlichen Energie darauf verwendet wird, vermeidbare Fehler zu kaschieren.

Zukunftsperspektiven der KI

Es ist absehbar, dass sich KI – insbesondere durch die Kombination mit Expertensystemen und weiteren reproduzierbaren Komponenten – von einem datenbasierten Analysewerkzeug zu einem kreativen und autonomen Taktgeber entwickeln wird. Angesichts der evolutionären Beschränkungen des menschlichen Denkens könnte sie ihm langfristig überlegen sein.
Daher müssen bereits heute klare Ziele für den Einsatz von KI definiert werden. Die entscheidende Frage lautet: Wird sie ausschließlich als Werkzeug genutzt, oder wird sie eines Tages als überlegene Instanz fungieren, die die uneinsichtige Menschheit gar zu ihrem „Glück" zwingt?

Das Gehirn wird sich leeren – gesellschaftliche Folgen der KI

Die Auswirkungen der KI gehen weit über technologische Fortschritte hinaus – sie werfen tiefgreifende gesellschaftliche und kulturelle Fragen auf.
Wenn KI beispielsweise nahtlose Sprachübersetzungen ermöglicht,

könnte dies langfristig das Erlernen von Fremdsprachen überflüssig machen. Doch Sprache ist weit mehr als ein Kommunikationsmittel – sie ist ein essenzieller Bestandteil kultureller Identität. Geht die Notwendigkeit des Sprachenlernens verloren, könnten nicht nur sprachliche Nuancen, sondern auch kulturelle Feinheiten zunehmend verblassen.

Darüber hinaus könnte KI die kognitiven Anforderungen an den Menschen drastisch reduzieren. Ihre Fähigkeit, Texte vorzulesen, Sprache in Text zu übersetzen und mathematische Probleme zu lösen, nimmt dem Gehirn Aufgaben ab, die traditionell zur geistigen Entwicklung beigetragen haben. Die Folge? Eine mögliche Unterforderung des Gehirns, da essenzielle Fähigkeiten wie Lesen, Schreiben und Rechnen an Bedeutung verlieren.

Der dadurch gewonnene „mentale Freiraum" könnte zunehmend mit oberflächlichen Aktivitäten gefüllt werden – etwa durch exzessive Nutzung sozialer Medien. Die eigentliche Gefahr liegt darin, dass anstelle von geistiger Weiterentwicklung eine wachsende Passivität eintritt. Die KI übernimmt das Denken, während der Mensch sich in Bequemlichkeit zurückzieht.

Welche langfristigen Auswirkungen hätte das auf das menschliche Bewusstsein, die intellektuelle Entwicklung und die Gesellschaft als Ganzes?

Verantwortungsvoller Umgang mit KI

Die Weiterentwicklung der KI bietet nicht nur technologische und wirtschaftliche Chancen, sondern fordert uns auch heraus, unsere eigenen Denkweisen und Fähigkeiten zu hinterfragen. Ein verantwortungsvoller Umgang mit KI erfordert eine bewusste Auseinandersetzung mit ihren ethischen und gesellschaftlichen Implikationen sowie die Entwicklung klarer Richtlinien für ihren Einsatz. Nur so kann sie zu einem Instrument des Fortschritts und des Wohlstands werden – im Einklang mit den Interessen der Menschheit.

Integration von KI in den Bildungsprozess

In diesem Zusammenhang spielt Bildung eine zentrale Rolle. Technisches Wissen allein reicht nicht aus – es bedarf auch der Förderung von kritischem Denken, ethischer Reflexion und der Fähigkeit zur Selbstverbesserung. KI kann hier als unterstützendes Element dienen, indem sie personalisiertes Lernen ermöglicht und neue Wege der Wissensvermittlung eröffnet.

Der Erfolg der KI und die Zukunft der Gesellschaft

Der langfristige Erfolg von Künstlicher Intelligenz wird entscheidend davon abhängen, wie wir ihre Möglichkeiten nutzen: Dient sie der Entfaltung menschlichen Potenzials oder wird sie zur Bedrohung der individuellen geistigen Autonomie? Eine nachhaltige, gerechte und prosperierende Gesellschaft kann nur entstehen, wenn KI nicht von machtgetriebenen Strukturen vereinnahmt wird, sondern im Dienst des kollektiven Fortschritts steht.

Das Erbe von Dr. Jekyll und Mr. Hyde

Fabian saß in einem kleinen Café am Rand der Stadt und beobachtete die vorbeigehenden Menschen. Er hatte sich diesen Platz bewusst ausgesucht – ein Ort, an dem er die Gesellschaft aus sicherer Distanz betrachten konnte. Die Zeitung neben ihm war aufgeschlagen, doch er las nicht. Seine Gedanken waren bei etwas Größerem. Er sah die Muster, die sich durch die Geschichte zogen – ein ewiges Ringen zwischen Kreativität und Unterdrückung, zwischen klarem Verstand und roher Macht. Es war, als hätte die Menschheit die dunkle Seite von „Mr. Hyde" angenommen. Überall, wo er hinsah, schienen die falschen Menschen an die Macht zu gelangen: jene, die keine eigenen Ideen hatten, aber die der anderen fürchteten. Sie hielten sich durch Kontrolle und Manipulation an der Spitze, während sie die wirklich Fähigen klein hielten – jene, die durch Intelligenz, Kreativität oder Effizienz glänzten.

Fabian wusste, dass diese Menschen nicht von innerer Stärke angetrieben wurden, sondern von einem tiefen Mangel. Sie waren nicht in der Lage, sich selbst mental zu ernähren, und suchten daher nach anderen Quellen. Wie Raubtiere, die auf die Energie ihrer Beute angewiesen sind, lebten sie von der Unterdrückung und Ausbeutung jener, die wirklich etwas bewirken konnten.

Er sah es überall: kluge Köpfe, die ausgebremst wurden, bahnbrechende Ideen, die im Keim erstickt wurden, Visionäre, die als Bedrohung wahrgenommen und bekämpft wurden. Warum? Weil sie eine Gefahr für die herrschenden mittelmäßigen Strukturen darstellten. Neid und Missgunst ließen nicht zu, dass Kompetenz sich frei entfaltete.

Aber musste es wirklich so sein?

Fabian nahm einen Schluck von seinem Kaffee und dachte an Dr. Jekyll – die andere Seite, die Seite der Vernunft, der Kooperation, der echten Leistung. Es war diese Seite, die die Menschheit nach vorne bringen konnte, die echte Fortschritte möglich machte.

Doch um sie zu stärken, musste sich etwas Grundlegendes ändern: Die Gesellschaft musste beginnen, Kreativität und Kompetenz zu fördern, anstatt sie zu unterdrücken und das Niveau immer weiter abzusenken.

Er sah auf seine Hände. Eine einfache Frage drängte sich in seinen Geist: Wie kann man den Wandel herbeiführen? Vielleicht begann es genau hier – mit einem Gedanken, mit einem Gespräch, mit einer Entscheidung, den richtigen Weg zu wählen.

Fabian stand auf, zahlte seinen Kaffee und trat hinaus auf die Straße. Die Welt war noch immer dieselbe. Aber er wusste: Verände-

rungen begannen nicht in der Masse – sie begannen mit Einzelnen, die bereit waren, das Ruder herumzureißen.

Und vielleicht, nur vielleicht, war es an der Zeit, dass Dr. Jekyll wieder zurückkehrte.

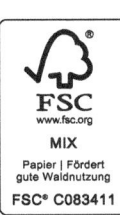

MIX
Papier | Fördert
gute Waldnutzung
FSC® C083411

Zeitfracht Medien GmbH
Ferdinand-Jühlke-Straße 7
99095 Erfurt, Deutschland
produktsicherheit@kolibri360.de